Ministère de l'Intérieur.

# HYGIÈNE PUBLIQUE.

## COMMUNE DE BERCHEM
(PROVINCE D'ANVERS.)

# RAPPORT

PRÉSENTÉ AU CONSEIL COMMUNAL, PAR LA COMMISSION DE SALUBRITÉ PUBLIQUE.

BRUXELLES,
B.-J. VAN DOOREN, IMPRIMEUR DE LA STATISTIQUE GÉNÉRALE
ET DES ANNALES DES TRAVAUX PUBLICS.
Chaussée d'Etterbeck, 152.

1850.

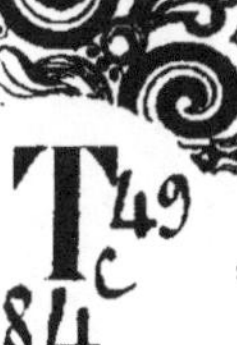

Ministère de l'Intérieur.

# HYGIÈNE PUBLIQUE.

## COMMUNE DE BERCHEM
(PROVINCE D'ANVERS.)

# RAPPORT

PRÉSENTÉ AU CONSEIL COMMUNAL, PAR LA COMMISSION DE SALUBRITÉ PUBLIQUE

BRUXELLES,
B.-J. VAN DOOREN, IMPRIMEUR DE LA STATISTIQUE GÉNÉRALE
ET DES ANNALES DES TRAVAUX PUBLICS,
Chaussée d'Etterbeek, 182.

1850.

Le texte du rapport fait mention de plusieurs annexes que l'on a cru pouvoir supprimer comme n'offrant qu'un caractère d'intérêt purement local.

**COMMISSION**

**DE**

# SALUBRITÉ PUBLIQUE

**DE LA COMMUNE DE BERCHEM,**

**PROVINCE D'ANVERS.**

---

# RAPPORT GÉNÉRAL.

---

Installée le 18 août 1849, par M. le bourgmestre, la commission, après avoir arrêté son règlement d'ordre intérieur (voir *Annexe n° 1*), a procédé à la formation de son bureau, pour le terme d'une année. Elle s'est trouvée ainsi composée : *Installation de la commission.*

Président : M. Florent Bauduin, conseiller communal ; *Sa composition.*
Vice-président : M. Daenen, docteur en médecine ;
Secrétaire : M. Henry Simon, particulier ;
Membres : MM. Mellaerts-Thys, pharmacien-chimiste ;
A. Dralants, administrateur du bureau de bienfaisance ;
Colpaert, conducteur des ponts et chaussées.

La première question dont elle s'est occupée, à la demande de M. le bourgmestre, a été le règlement donnant à l'autorité communale une action suffisante sur les propriétaires, pour les obliger et les contraindre, au besoin, à améliorer leurs propriétés dans l'intérêt de la salubrité et du bien-être des locataires. *Règlement sur l'assainissement des habitations.*

Ayant admis en principe la nécessité d'un pareil règlement : ayant reconnu qu'en interprétant dans leur sens le plus large les décrets du 14 décembre 1789 et 16-24 août 1790, ainsi que l'art. 78 de la loi du 30 mars 1836, la légalité de semblables mesures, si elle venait à être contestée, pourrait néanmoins être suffisamment démontrée, la commission a chargé deux de ses membres, MM. Colpaert et Simon, de préparer un projet de règlement pour l'assainissement des habitations.

Ce règlement a été présenté, discuté et voté en séance du 22 août; sanctionné depuis par le conseil communal et n'ayant donné lieu à aucune observation de la part de la députation permanente, il est aujourd'hui en vigueur. (Voir *Annexe n° 2.*)

Basé sur le règlement adopté par la ville de Tournay, la commission y a ajouté une pénalité pour les propriétaires récalcitrants, ainsi que des dispositions concernant la récidive. Elle a été guidée par ce motif que les mesures d'exécution d'office étant généralement d'une pratique difficile à la campagne, il était bon de frapper les récalcitrants dans leur intérêt, de les exposer aux désagréments d'une condamnation judiciaire, afin d'éviter ainsi le recours aux mesures extrêmes. Elle a également stipulé des pénalités contre les locataires qui s'opposeraient à l'exécution d'office, afin de combattre la possibilité d'un concert entre locataire et propriétaire, pour contrecarrer les décisions de l'autorité.

La légalité du règlement est-elle inattaquable?

La commission ne s'est pas dissimulé l'insuffisance ou plutôt l'obscurité du texte de la législation générale, pour rendre inattaquables de tous points les dispositions de ce règlement, comme de ceux adoptés dans d'autres localités. En effet, le texte d'une loi est, en règle générale, limitatif; dans l'espèce, il est interprété d'une manière démonstrative et on lui donne une extension qui n'est pas dans la lettre et que l'on pourrait contester être dans l'esprit des décrets de 1789 et 1790. Reste à savoir quelle serait l'interprétation qu'y donneraient les tribunaux et surtout la cour suprême; il est à craindre que cette décision ne dépende plus ou moins de l'habileté des avocats appelés à plaider la cause ; qu'en un mot, les tribunaux n'admettent pas l'interprétation donnée aux décrets susmentionnés, par la circulaire de M. le ministre de l'intérieur du 20 avril 1849, et qu'ils la considèrent comme quelque peu forcée.

Les lois de 1789 et 1790 laissent, sans aucun doute, à l'administration, une action de contrainte, au nom de l'intérêt général, sur les établissements industriels et les logements particuliers, à l'égard des rapports qu'ils peuvent avoir, pour quelque cause que ce soit, avec la santé publique. Mais l'autorité, en franchissant le seuil des habitations particulières pour stipuler, non plus au nom de l'intérêt public, mais au nom d'un intérêt privé, reste-t-elle entièrement dans la légalité, et ne s'écarte-t-elle pas de la lettre et de l'esprit des lois de 1789 et 1790?

Telle est, en résumé, la question qui a paru douteuse à la commission. Elle s'est demandé : A-t-on le droit de s'interposer entre le propriétaire et le locataire, disant à celui-ci : Vous ne louerez pas cette maison ; et à celui-là : Vous ne l'habiterez pas?

Au nom du droit des gens, de l'humanité, de la protection due aux faibles, cela devrait être ; mais la loi l'autorise-t-elle?

Nécessité d'une législation nouvelle et complète

Que ce doute soit fondé ou non, la commission pense que le gouvernement ferait chose bonne, utile et nécessaire, si l'on veut que l'institution des comités de salubrité publique atteigne le but qu'on se propose, de présenter à la législature un projet de loi sur la matière, renfermant les principes de toutes les dispositions dont les divers rapports des commissions auront fait reconnaître l'urgence, afin d'investir l'autorité communale d'un pouvoir suffisant et complet pour agir partout où besoin est, sans avoir à craindre des procédures toujours ruineuses, et devant lesquelles on reculera souvent dans l'état actuel des choses, pour réaliser même des améliorations reconnues indispensables.

Sans doute, il faut toujours chercher à traiter à l'amiable avec les propriétaires, mais il faut aussi être suffisamment armé contre le mauvais vouloir, l'obstination, pour, dans ces cas, pouvoir agir avec fermeté et sans arrière-pensée. Pour qu'il en soit ainsi, la législation actuelle, quelque peu surannée et tombée en désuétude, en tous cas incomplète, paraît à la commission réclamer une révision et une extension de nature à dissiper tout doute, toute possibilité de contestation.

L'étendue et l'importance de la mission des commissions de salubrité publique, réclame une organisation plus officielle et permanente.

L'examen des diverses circulaires ministérielles a fait reconnaître à la commission toute l'étendue de sa mission. Son extrême importance l'a portée à émettre l'opinion qu'il serait désirable de voir consacrer, dans la législation nouvelle, l'existence permanente des comités de salubrité publique, et de soumettre la nomination des membres à la sanction ou à l'agréation ministérielle, soit même à la sanction royale. Voici pourquoi : Dans sa pensée, le mandat de ces comités, pour produire réellement tout le bien que le gouvernement a en vue et dont les germes se trouvent dans les diverses circulaires ministérielles, ce mandat, disons-nous, doit être permanent et non temporaire. C'est un corps consultatif placé à côté du corps municipal, pour instruire, élaborer et veiller à l'exécution de toutes les mesures destinées à améliorer le bien-être moral et matériel de la classe ouvrière, du prolétaire.

Ce sont ces comités qui doivent, en quelque sorte, exercer, au nom de l'autorité locale, la tutelle, le patronage, le protectorat du pauvre, du faible et de l'ouvrier.

Leur mission n'a pas seulement un caractère matériel, mais constamment ils se trouvent obligés de résoudre des questions de haute moralité, qui impriment à leurs actes le cachet saint et évangélique de la philanthropie. Accomplie avec cette persévérance et cette sollicitude de chaque jour qu'exige une aussi noble tâche, cette mission prend une extension telle qu'on ne saurait l'entourer, ni de trop de stabilité, ni de trop de prestige. Par l'influence de ces comités, par le bien-être qu'ils procureront au prolétaire et les progrès qu'ils feront faire à la civilisation, se formera ce lien étroit entre les diverses classes de la société, si désirable dans l'intérêt de l'ordre et de la stabilité des institutions qui nous régissent.

Relever la condition matérielle et morale des classes laborieuses, c'est-à-dire :

1° Dans l'ordre matériel : veiller à leur assurer la jouissance d'une demeure irréprochable et réunissant toutes les conditions d'hygiène de nature à assurer leur santé, et, par suite, leur satisfaction physique;

2° Dans l'ordre moral : les guider par des conseils, pour tout ce qui se rattache à leur manière de vivre; propager l'esprit de prévoyance et assurer ses bons effets par l'institution d'associations de secours; leur faire comprendre les avantages de la caisse de retraite; pousser à l'éducation des enfants pauvres, à la création de salles d'asile, d'écoles gardiennes; provoquer la récompense des bons ouvriers; protéger les orphelins et veiller à ce qu'ils reçoivent une éducation qui en fasse de bons et honnêtes ouvriers.

Voilà quelques-uns des soins qui devront, d'après nous, préoccuper sans cesse les comités. Ce n'est qu'à cette condition que le protectorat sera réel, efficace et que l'on marchera réellement dans la voie de l'amélioration du bien-être des classes laborieuses.

Ainsi comprise, la mission de ces comités opposera une digue infranchissable à l'envahissement des doctrines subversives prêchées dans des contrées voisines, et dont le gouvernement, par des mesures qui témoignent de toute sa sollicitude pour les classes laborieuses, a su jusqu'ici prévenir les funestes effets dans notre pays.

C'est afin d'entrer plus complétement dans les vues du gouvernement, afin de renforcer l'autorité morale des comités et leur faire comprendre davantage l'importance et l'étendue d'un mandat tout de dévouement, que nous croyons nécessaire la sanction des pouvoirs des membres par l'autorité supérieure; en donnant ainsi un caractère plus positif, plus officiel à leur nomination, on augmentera le poids et l'autorité de leur parole et de leurs conseils.

Si une assimilation pouvait être faite, on pourrait dire, peut-être, avec quelque raison, que ces comités, compris comme nous venons de le développer, seraient au bien-être moral et matériel du prolétaire et dans leurs rapports avec les autorités communales, ce que sont aujourd'hui aux intérêts du commerce et de l'industrie et dans leurs rapports avec le gouvernement, les chambres de commerce et de fabriques.

Cette thèse, que la commission ne fait qu'indiquer ici, elle est prête à la développer et à indiquer les bases organiques et réglementaires qu'elle croit nécessaires pour donner à cette institution la stabilité et la force d'action.

Ici se termine l'énoncé des points soulevés dans la discussion générale à laquelle a donné lieu, au sein de la commission, l'examen des diverses circulaires ministérielles. Les mesures d'utilité qu'elles prescrivent et qui sont réalisables dans notre commune, seront successivement indiquées aux divers chapitres spéciaux.

Avant de les aborder, la commission croit devoir faire suivre ici un résumé succinct de ses travaux jusqu'à la date de clôture de son enquête, dont elle a à rendre compte. Résumé des travaux de la commission.

La commission, avant de s'occuper de l'objet principal de sa mission, a cru devoir se rendre un compte exact de la législation locale et générale sur les matières qu'elle avait à connaître. Elle a, en conséquence, demandé et obtenu communication des divers règlements de police sur les bâtisses, les cours d'eau, les chemins vicinaux, la vente des fruits, le débit des denrées alimentaires, etc., etc.

L'examen attentif de ces documents lui a paru nécessaire, d'une part, pour pouvoir s'assurer jusqu'à quel point les dispositions qu'ils renferment sont observées, et, d'autre part, pour pouvoir proposer, soit des règlements nouveaux, soit des dispositions additionnelles, pour combler les lacunes que l'enquête lui ferait découvrir.

Comité d'enquête. Dans sa séance du 29 août, cette instruction préparatoire étant terminée, la commission a arrêté l'époque de l'ouverture de l'enquête à domicile, et elle a désigné, pour y procéder, MM. Bauduin, Colpaert et Simon. Ce sous-comité a commencé ses travaux le 3 septembre et y a consacré quinze séances.

Plans cadastraux. Afin de faciliter son travail et ses recherches, M. Colpaert a pris copie, sur une échelle réduite, des plans cadastraux de la commune. Ces plans ont été d'une grande utilité et serviront d'élément précieux à l'intelligence des diverses parties de ce rapport, auquel une copie en est jointe. (*Annexes nos* 3, 4 et 5.)

La commission s'est réunie en assemblée générale, les 5, 12 et 19 septembre, 3, 10, 17, 24 et 31 octobre, 7, 14, 21 et 28 novembre, pour recevoir communication du degré d'avancement des travaux de l'enquête et délibérer, tant sur les observations constatées, que sur les questions dont elle était saisie par l'autorité locale.

Questions d'hygiène. Aussitôt qu'il a pu se rendre un compte sommaire de l'état des diverses habitations, le sous-comité, résumant ses observations dans une série de questions, a prié M. le docteur Daenen, dans sa réunion générale du 19 septembre, de vouloir bien y répondre par écrit, afin que ce travail pût servir de bases indicatives pour les mesures à prescrire et pour les conclusions du rapport sur l'enquête domiciliaire.

Voici ces questions et les réponses qui y ont été faites :

L'humidité. Première question : Quelle est l'influence de l'humidité des appartements sur la santé de l'homme, et quelles sont les maladies ou les infirmités qu'elle provoque?

Réponse : L'humidité des appartements exerce sur la santé des personnes qui les habitent une influence très-nuisible. En effet, ces personnes se trouvent presque constamment entourées d'une atmosphère froide et humide et respirent un air de même nature, qui cause chez elles des affections rhumatismales, des irritations des voies respiratoires et digestives, et favorise le développement des cachexies scrophuleuses, vermineuses et scorbutiques.

L'air. Seconde question : Quelle est l'influence du manque d'air et quelles sont, par exemple, les infirmités ou les maladies qui pourraient naître de l'agglomération d'un grand nombre d'individus, six, neuf même, couchant dans une chambre n'ayant aucune ouverture par où les miasmes puissent s'échapper et qui n'aurait que huit à douze mètres cubes d'air?

Réponse : L'air atmosphérique, milieu dans lequel nous vivons, est composé de 0,21 oxigène et 0,79 azote mélangé de quelques millièmes de gaz acide carbonique. L'oxigène de l'air en est l'élément essentiel et principal. C'est lui qui, pendant l'acte de la respiration, exerce sur le sang qui coule dans notre corps, des changements tellement remarquables, qu'on peut le considérer comme l'agent propre de notre existence. Bien que 0,21 au moins d'oxigène soient nécessaires à la respirabilité de l'air, la proportion peut diminuer jusqu'à 7 à 8 centièmes; mais alors la respiration s'en ressent déjà et devient pénible et haletante. Une plus grande privation d'oxigène occasionnerait l'asphyxie chez l'homme. L'air contenu dans une chambre peu spacieuse, close de toutes parts et renfermant un grand nombre de personnes, devient nuisible à celles-ci, d'abord parce que la quantité d'oxigène diminue rapidement et se trouve remplacé par une plus grande proportion d'acide carbonique, gaz non respirable; ensuite par le mélange de cet air avec les miasmes qu'exhalent les corps de ces personnes. Ces émanations animales volatilisées se putréfient au sein de l'air et, portées dans les poumons par la respiration, elles deviennent le germe des maladies les plus funestes. Un tel air altère le sang et prédispose ces personnes aux affections strumeuses et scorbutiques, donne lieu aux fièvres miasmatiques, au typhus, et favorise la contagion et la transmissibilité de ces mêmes maladies. Je termine en disant qu'un air sec et tempéré qui contient 0,21 oxigène et 0,79 azote, et le moins altéré possible par le mélange d'autres gaz ou de diverses substances volatilisées, est celui qui convient le plus à la respiration et à la santé.

Exhalaisons des puits perdus.

Troisième question : Quelle est l'influence sur la santé de l'homme, des miasmes exhalés d'un puits perdu en fermentation. de plusieurs même, se trouvant rapprochés d'une agglomération de maisons?

Réponse : Les puits perdus exhalent des miasmes provenant de la fermentation putride des matières végétales et animales qui y sont projetées. C'est surtout après les orages que l'air de ces puits est dangereux à respirer, vu qu'alors il y a un dégagement de gaz non respirables, comme l'acide carbonique, l'hydrogène sulfuré, etc., qui, respirés en certaine quantité, produisent sur la santé de l'homme les effets les plus funestes. Un puits perdu ou plusieurs puits perdus se trouvant dans une agglomération de maisons, présentent donc des inconvénients réels et peuvent devenir causes de fièvres miasmatiques, si on ne prend certaines précautions, qui consistent à les éloigner d'abord à une certaine distance des habitations, à empêcher le séjour trop prolongé des matières qui y ont été projetées, et à éviter le curage pendant les temps orageux et pluvieux.

L'eau.

QUATRIÈME QUESTION : Quelle peut être l'influence de l'infiltration des liquides des immondices et des résidus fécaux dans les puits d'eau potable?

RÉPONSE : Le liquide des immondices et des résidus fécaux, en s'infiltrant dans les puits d'eau potable, rend cette eau excessivement malsaine, car ces liquides y déposent des parcelles de matières animales et végétales, qui finissent par s'y putréfier et donner lieu à des produits nuisibles à la santé, qui souvent produisent des diarrhées chez les personnes qui en font usage. Aussi, une telle eau, au lieu d'être limpide, froide, inodore et sans saveur (caractères de la véritable bonne eau potable), devient trouble et gagne une odeur et une saveur souvent fort désagréables.

CINQUIÈME QUESTION : Quelle est l'influence de l'usage d'une eau potable, soit corrompue, soit seulement malpropre et renfermant des corps étrangers ?

RÉPONSE : On peut poser en principe que l'eau potable qui contient le moins de matières étrangères, *l'air excepté,* est la meilleure; je dis l'air excepté, parce qu'il est prouvé que toutes les eaux qui ne contiennent pas d'air ou dont l'air a été chassé par l'ébullition ou la distillation, par exemple, sont fades, lourdes et de mauvaise qualité. Les corps étrangers que l'on rencontre souvent dans l'eau potable, sont divers et multiples. Tantôt ce sont des matières animales ou végétales, telles que des animalcules, des plantes même de la nature des conferves que l'on y rencontre. D'autres fois, des matières minérales, telles que du sable, des sels calcaires en trop grande quantité. L'usage de telles eaux est nuisible à la santé. Elles donnent lieu aux inflammations des voies digestives, aux coliques, au dévoiement, accidents que l'on pourrait prévenir par la *filtration,* si les corps étrangers s'y trouvent suspendus ou la troublent et lui donnent une saveur désagréable, ou en les traitant par le carbonate de potasse, si des sels calcaires s'y trouvent en excès.

La malpropreté.

Sixième question : Quelles peuvent être, pour la santé de l'homme, les conséquences de la malpropreté?

Réponse : La malpropreté est cause d'un grand nombre de maladies. Elle peut occasionner directement les maladies qui attaquent la peau et qui sont nombreuses et variées ; ce sont l'inflammation de cette membrane à divers degrés, ensuite les maladies éruptives, telles que petite vérole, rougeole, dartres, etc., etc. En outre, la malpropreté est une cause prédisposante des maladies générales, telles que les fièvres, le typhus, le choléra, la dyssenterie, etc.

Influence des étables.

Septième question : L'odeur exhalée d'une étable est-elle nuisible et conviendrait-il d'exiger que les communications des étables avec les habitations soient établies de telle façon que cette odeur ne puisse s'y répandre?

Réponse : L'odeur que répand une étable dépend des miasmes qu'exhalent les animaux qui s'y trouvent et les produits de leurs déjections ; les matières, en y séjournant quelque temps, agissent sur les substances végétales déposées dans les étables pour servir d'engrais plus tard ; une fermentation putride a lieu et, par suite, un dégagement de différents gaz, tels que l'azote, l'acide carbonique, l'hydrogène sulfuré et d'autres gaz ammoniacaux qui, se substituant à l'air respirable, ne sont certainement pas respirés impunément par les personnes dont les habitations ont quelque communication avec les étables.

Bien que, dans ma pratique, je n'aie pas rencontré jusqu'ici chez les fermiers des maladies dues spécialement à la communication de leurs étables avec leurs habitations, et, par suite, à l'exhalaison des gaz précités, je pense cependant qu'il est d'une extrême prudence, si faire se peut, de construire ces étables de manière à les éloigner un peu des habitations, à leur donner une certaine élévation et une étendue proportionnée au nombre des bestiaux que l'on y nourrit, et de leur ménager deux sorties opposées, afin d'y établir parfois un large courant et comme une chasse d'air pour les gaz nuisibles qui s'y dégagent.

Ces diverses questions résument, à peu près, les principaux vices que le comité d'enquête a eu le plus fréquemment à constater; on comprendra l'importance qu'il y avait pour les membres qui le composent, à les voir résoudre par l'homme de l'art pratique, afin d'être à même de palper les dangers du mal, et, par suite, de pouvoir établir, en même temps que le comité indiquait le remède, l'urgence de son adoption et de sa mise à exécution.

Eaux potables.

· Le comité d'enquête a porté une attention toute spéciale à la qualité et à la nature des eaux potables. Au même moment où il posait à M. le docteur Daenen les questions ci-dessus, il faisait prendre une soixantaine d'échantillons dans les puits trouvés malpropres, ou dont l'eau paraissait altérée. Ces échantillons ont été successivement soumis à l'analyse chimique par M. Mellaerts-Thys. On trouvera le résultat de ces opérations au chapitre spécial concernant les eaux potables.

Demandes en autorisation de bâtir, transmises à l'avis de la commission.

Le 24 octobre, la commission a été saisie par le collége des bourgmestre et échevins, pour avis, d'une première demande en autorisation de bâtir. Depuis cette époque, trois autres demandes lui ont encore été transmises. Les principes qui ont guidé la commission dans ses avis tendent :

1° A établir un bon système d'aérage, dans les appartements aussi bien qu'au grenier;

2° A donner, dans ce but, aux appartements une élévation suffisante et à y établir une ventilation régulière et permanente;

3° A établir un système d'écoulement des eaux régulier et qui prévienne toute possibilité d'influence des exhalaisons qui en échappent, sur la salubrité des habitations; là où le puits perdu peut être évité, il est interdit; là où il est nécessaire, on fixe sa situation à une distance *minimum* de 15 mètres de l'habitation et des puits d'eau potable;

4° A faire construire les fosses d'aisance d'une manière convenable et suffisante;

5° A ce que la profondeur des puits d'eau potable atteigne l'eau pure et limpide, et à ce que les parois du puits soient bien étanches;

6° A prévenir, par des précautions intérieures et extérieures, l'humidité des murs;

7° A prescrire des alignements dotant la commune de rues régulières, larges et bien aérées.

Toutes ces questions, que nous ne faisons qu'indiquer ici, se rencontreront nécessairement dans les divers chapitres spéciaux des matières qu'elles concernent.

Mesures réclamées d'urgence.

L'état du local servant d'école communale, nécessitant, dans l'opinion du comité d'enquête, des mesures urgentes, le collége des bourgmestre et échevins a bien voulu se rendre sur les lieux, le 26 octobre, et y arrêter, d'accord avec la commission entière, les changements jugés indispensables, dans l'intérêt de la santé des professeurs et des élèves.

Des mesures ont également été prescrites d'urgence, sur la proposition de la commission, dans deux écoles gardiennes particulières et dans l'école tenue par les sœurs religieuses des Annonciades, où les moyens de ventilation ont été augmentés, à la demande du comité d'enquête.

Indépendamment des travaux que nous venons d'énumérer, la commission a consacré plusieurs séances à la lecture et à la discussion des divers chapitres de ce rapport.

Tel est le résumé des travaux accomplis par la commission pendant le premier trimestre de son exercice.

Division du rapport.

Nous faisons suivre ici les divers chapitres concernant les questions spéciales qui ont fait l'objet de ses investigations et de ses débats. En voici la nomenclature :

Chapitre Ier. Topographie; chemins vicinaux;
— II. Cours d'eau; ruisseaux; etc.;
— III. Hydraulogie;
— IV. Établissements publics;
— V. Fabriques, usines et établissements incommodes;
— VI. Manière de vivre de la classe ouvrière;
— VII. Habitations insalubres;
— VIII. Construction des étables;
— IX. Institutions nouvelles à créer dans l'intérêt du prolétaire;
— X. Conclusions.

## CHAPITRE PREMIER.

### TOPOGRAPHIE.

Le territoire de la commune.

Le village de Berchem forme un plateau ayant deux versants, l'un dans la direction de l'est, dont les eaux s'écoulent dans le canal d'Herenthals; l'autre dans celle de l'ouest, dont les eaux se perdent dans l'Escaut par le polder du Kiel.

En partant de la limite touchant à la 5e section *extra-muros* de la ville d'Anvers, la commune offre une double ligne horizontale d'habitations non interrompues d'au-delà de 1,100 mètres, longeant les deux côtés de la grande route d'Anvers à Bruxelles.

Sur les versants, on rencontre çà et là des groupes isolés d'habitations d'ouvriers, mais nulle part de grandes agglomérations manquant d'espace et d'air. La seule exception à signaler est le quartier dit *Schutters hof*, derrière l'église, dans la direction de l'ouest. Ce quartier est le plus mal construit, le plus mal coupé de la commune et exige de notables améliorations dans l'intérêt de la santé publique.

Aspect des constructions.

En général, l'aspect extérieur des habitations est satisfaisant en ce qui concerne les maisons modernes; mais les anciennes sont, par contre, fort mal et fort irrégulièrement construites. Ces dernières, du reste, ne se rencontrent guère parmi celles qu'occupent les classes ouvrières.

Rues transversales.

Les rues transversales sont d'un bel aspect et coupent la commune dans toutes les directions. On ne pourrait guère citer que deux impasses qui fassent ombre à ce tableau; elles sont situées vers l'extrémité de la commune, à l'endroit dit vulgairement *Fleskens Dyk*, dans la direction de l'est.

Le comité d'enquête a été à même de constater les améliorations notables apportées, depuis quelques années, aux diverses voies de communication, eu égard surtout aux ressources restreintes dont la commune dispose.

Numérotage des maisons.

Nous croyons devoir signaler ici la négligence que l'on apporte généralement au numérotage des maisons, ce qui, en mainte circonstance, a nécessité de fort longues recherches. En outre, l'absence de noms officiels aux différentes rues et chemins et de leur indication à l'aide de plaques ou de poteaux, nous semble une lacune qu'il serait de l'intérêt d'une bonne police de remplir.

Noms des rues et chemins.

La commission pense que ce serait un travail fort utile à entreprendre que celui de donner un nom à toutes les rues, chemins et sentiers qui traversent le territoire de la commune, et le placement de plaques et poteaux indicatifs. Les chemins particuliers mêmes ne devraient pas être exempts de cette formalité, là surtout où il s'élève des constructions. Un règlement devrait obliger les propriétaires à apposer et entretenir les plaques ou les poteaux, et lorsqu'ils ouvrent une rue ou un chemin, à s'entendre avec l'autorité locale, pour lui donner un nom. C'est une mesure de police et de sécurité publique que l'autorité communale est en droit de prendre.

Aucun des versants de la commune ne contient des marais proprement dits. Le terrain, quoique assez accidenté, se trouve néanmoins constamment à une assez grande élévation au-dessus du niveau des eaux, pour prévenir la submersion qui pourrait résulter de saisons fort pluvieuses. Ce fait est constaté par les différents sondages des puits, indiqués sur les plans joints au rapport, ainsi qu'au chapitre Hydraulogie. Marais.

Les étangs, les fossés des maisons de campagne, sont construits et entretenus d'après les prescriptions des lois et des règlements sur la matière. Sous ce rapport, la commission n'a aucun vice à signaler, et nulle part elle n'a eu à recueillir des plaintes au sujet des servitudes qui résulteraient, pour les voisins, du mauvais entretien des étangs et fossés, telles que les miasmes produits par la putréfaction des matières animales et végétales déposées sur les bords à l'époque de la retraite ou de l'abaissement des eaux. Étangs, fossés.

*Des chemins vicinaux.*

Nous avons trouvé les chemins vicinaux parfaitement entretenus, non pas qu'il n'y ait des améliorations à apporter, des rectifications surtout; mais elles se poursuivent au fur et à mesure des ressources portées au budget, avec un soin et une intelligence qui ne laissent rien à désirer; cette branche de l'administration est confiée à M. l'échevin Nauwelaerts; elle ne saurait être en de meilleures mains, nous nous plaisons et nous nous faisons un devoir de le consigner ici. Non-seulement cet honorable échevin apporte un zèle et une aptitude remarquables à remplir cette mission, mais grâce à son influence et à sa fermeté, il est parvenu à obtenir, d'une part, des conventions avantageuses pour la commune, pour la rectification de plusieurs chemins dont les sinuosités, les saillies ou l'absence d'un bon nivellement formaient obstacle à l'écoulement régulier ou à l'absorption des eaux, et défiguraient, en outre, la route; d'autre part, il a obtenu la stricte observance des lois et règlements, en ce qui concerne les obligations des riverains. Leur entretien.

En ce moment même, on s'occupe d'une rectification fort importante dans la rue du Verger, rue mitoyenne et limite de la Travaux en cours d'exécution.

ville d'Anvers et de la commune de Berchem, d'une fréquentation fort active par un grand nombre de fermiers et surtout de jardiniers alimentant les marchés aux légumes de la ville. Cette rue était réellement impraticable pendant une bonne partie de l'année, et les travaux que l'on y exécute, aux seuls frais de la commune de Berchem, et sans que la ville d'Anvers lui prête le moindre concours, donneront pleine satisfaction à des plaintes fondées, de la part des habitants qui n'ont d'autre route pour rejoindre la chaussée.

Travaux à exécuter.

Une première et importante rectification, par échange de terrain, a eu lieu sur la partie de la vieille route, située au-delà de la chaussée de Wilryck, direction de Mortsel; d'autres travaux de même nature seraient désirables sur cette même route, afin d'y établir un bon alignement et un cours d'eau parfaitement régulier.

Un travail semblable et que nous considérons comme urgent, devrait se faire dans le *Helderstraet*. C'est encore là un chemin fort fréquenté par les fermiers, et dont l'état laisse beaucoup à désirer. Il s'agirait de s'entendre avec M. Mosselman, à l'effet d'opérer un échange de terrain sur la lisière du chemin, afin de pouvoir rectifier la route, combler les bas-fonds et faire disparaître ainsi un bourbier qui, aux inconvénients d'une circulation pénible, ajoute celui d'être une cause d'insalubrité pour les fermes environnantes, les eaux pluviales y étant constamment croupissantes dans certains endroits.

Il y a lieu à demander un subside à l'État.

Les ressources dont peut disposer la commune pour ces sortes de travaux sont fort restreintes. L'étendue de son territoire lui impose des travaux d'entretien assez considérables. La commission pense qu'elle serait fondée à réclamer un subside de l'État, afin d'activer les travaux d'amélioration et de rectification de routes et de chemins, dont l'urgence saute aux yeux, mais que les fonds disponibles au budget ne permettent d'exécuter qu'au fur et à mesure et dans des temps éloignés.

## CHAPITRE II.

### COURS D'EAU, RUISSEAUX, ETC.

Leur entretien.

Les éloges dus à M. l'échevin Nauwelaerts, pour le bon entretien des chemins vicinaux, lui reviennent en ce qui concerne celui des cours d'eau, ruisseaux, etc.

Les réclamations que la commission se croit obligée de formuler dans l'intérêt de la salubrité publique, portent sur des améliorations qui n'ont pas échappé à sa vigilance, mais auxquelles il n'a pu donner suite jusqu'ici, faute de fonds disponibles.

Le comité d'enquête doit une vive reconnaissance à M. l'échevin Nauwelaerts pour l'empressement qu'il a mis à lui fournir les renseignements qu'il a demandés. En l'accompagnant dans ses tournées consacrées à suivre les cours d'eau, il a, par ses éclaircissements, rendu notre tâche plus facile.

Les travaux que la commission croit devoir signaler comme urgents, tombent en partie à charge de la commune, en partie à charge des propriétaires. Travaux urgents.

Ainsi, en ce qui concerne cette dernière catégorie, nous croyons devoir conclure :

1° A ce que le sieur . . . . , propriétaire des maisons situées au Molenbaen, sect. 1, n° 241/46, soit tenu d'agrandir l'aqueduc servant à l'écoulement des eaux dans le cours d'eau public, aqueduc tout à fait insuffisant et dont les dimensions ne sont pas conformes aux prescriptions sur la matière; A charge des particuliers.

2° A obliger les sieurs F. . . , S. . . et T. . . , à reconstruire l'aqueduc devant leurs propriétés situées sur l'ancienne route, sect. 1, n$^{os}$ 336/45, aqueduc insuffisant en cas de fortes crues et construit contrairement aux prescriptions sur la matière;

3° A ce que le sieur . . . . soit invité à construire un aqueduc sous le chemin, pour l'écoulement des eaux pluviales et ménagères, au Duyvelsberg, sect. 1, n° 301, habitation qui lui appartient. Les eaux y sont croupissantes aujourd'hui et n'ont d'autre écoulement que vers un puits perdu, ou plutôt une grande mare, malsaine par ses exhalaisons putrides, dangereuse à cause de sa situation. En outre, ces eaux débordent sur le chemin, qui est souvent impraticable.

Nous faisons suivre ici l'énumération des travaux urgents que nous recommandons à toute la sollicitude de l'autorité communale, comme ayant d'abord une grande importance comme travaux d'utilité publique, et intéressant en outre au plus haut point l'hygiène des habitants; ce sont : A charge de la commune.

1° L'établissement d'un cours d'eau, dans lequel viendraient s'écouler et se perdre les eaux pluviales et ménagères de tout le Schuttershof.

quartier dit *Schutters hof*, où les eaux sont aujourd'hui retenues et croupissantes, tant sur la voie publique que dans les cours des habitations, qui, en cet endroit, sont non-seulement fortement agglomérées, mais jouissent en général de peu d'espace et d'air. L'état actuel des choses offre des inconvénients graves et qui méritent toute l'attention de l'autorité. On trouvera indiqué sur le plan (*Annexe n° 4*) en pointillés rouges, les fossés et les aqueducs à construire; les flèches rouges indiquent la direction à donner aux eaux; comme aussi les travaux de nivellement et de barrage à exécuter sur la voie publique. Ces travaux peuvent être évalués à environ 500 francs. Il y a 250 mètres environ de fossés à établir; trois aqueducs à construire; les chemins doivent être nivelés sur une très forte distance; des barrages établis aux points culminants des routes.

Pavage autour de l'église.

Nous croyons devoir émettre le vœu que l'on puisse tôt ou tard paver les chemins tout autour de l'église, aujourd'hui de véritables cloaques à l'époque des fortes pluies. La circulation y est très grande; ce quartier est, de plus, fort habité et les passages y sont assez étroits. L'exécution de ce travail, comme son opportunité, dépendront, du reste, de l'époque où la commune pourra être assurée d'obtenir une quantité suffisante de pavés de rebut. En attendant, il serait désirable que l'on y exécutât quelques remblais pour assainir et améliorer la voirie.

Hoogenweg.

2° L'écoulement des eaux pluviales au Hoogenweg est très vicieux; elles se dirigent toutes vers la chaussée, où elles ne rencontrent qu'un regard insuffisant, y déposent de la boue et des immondices, obstruent la grille et causent ainsi des servitudes, créent des foyers d'infection qu'il est urgent de faire disparaître.

On trouvera indiqué sur le plan (*Annexe n° 4*), en flèches bleues, l'état actuel des choses, et en flèches rouges celui que la commission propose d'établir. L'égoût pavé qui existe au milieu de la rue devra être relevé à bout; le nivellement changé et une grille nouvelle avec puisard, établie à l'extrémité de la rue. Nous évaluons la dépense à faire à environ 150 francs.

Carolus-Straetje.

3° La rue des Boulangers est longée par un cours d'eau sur presque toute son étendue; par contre, la petite rue, très peuplée, qui y aboutit, et que l'on nomme vulgairement *Carolus straetje*, n'a aucun écoulement pour ses eaux pluviales et ménagères. En temps de pluie, c'est un cloaque, et à toute époque, les habitants se plaignent de ne savoir où déverser leurs eaux. Il y a lieu à aviser à cet état de choses, non moins nuisible sous le rapport de l'hygiène que sous celui de la circulation. Le moyen d'y remédier consiste à niveler le terrain et à lui donner une pente vers la rue des Boulangers, où l'on construirait un regard sur l'aqueduc. Ces travaux, indiqués sur le plan (*Annexe n° 4*), nécessiteront une dépense d'environ 200 francs.

Tels sont les travaux sur l'urgence desquels la commission croit devoir attirer l'attention de l'autorité communale.

Trottoirs de la chaussée.

Elle émet aussi le vœu de voir activer le plus possible la reconstruction et l'exhaussement des trottoirs le long de la chaussée, afin de rectifier et d'améliorer les conduits des eaux pluviales, encore stagnantes aujourd'hui sur une partie de la chaussée, notamment à la hauteur de la maison communale. Ces travaux, poursuivis avec une louable sollicitude depuis quelques années, ont considérablement amélioré et surtout assaini la rue principale de la commune.

Travaux à réclamer de l'État.

Il nous reste à signaler une catégorie de travaux qui incombent directement à l'État.

Égoût sur la chaussée.

Nous citerons en premier lieu un changement à apporter dans la direction du cours d'eau recevant les eaux pluviales de la chaussée, et les conduisant, à travers les propriétés, dans le fossé qui longe la rue des Boulangers. Il en résulte une grande servitude pour plusieurs propriétés, et, de plus, ce cours d'eau, passant tantôt sous les maisons, tantôt à travers les jardins, est d'un curage fort difficile; enfin, ses sinuosités et l'irrégularité du cours des eaux, offrent encore le désavantage de favoriser les ensablements, les engorgements.

Aux causes de servitudes que nous venons d'énumérer, viennent se joindre des considérations d'hygiène qui ne sauraient échapper à la sagacité de l'autorité. En effet, toutes les immondices qu'une averse balaie sur la chaussée, passent par le regard du cours d'eau, se répandent sur toute l'étendue du parcours et y provoquent des miasmes délétères permanents.

Il serait donc d'une haute utilité, nous pourrions dire d'une urgente nécessité, que le cours d'eau, traversant les propriétés, sect. 2, n$^{os}$ 149/$_{152}$ et autres, fût supprimé et comblé, et que les eaux pluviales de la grand'route fussent conduites, par un égoût souterrain, construit le long de la chaussée, avec grands et petits regards, pour rejoindre le fossé de la rue des Boulangers, sans quitter la voie publique.

Il y aurait à supprimer, partie aqueduc, partie fossé à ciel ouvert, sur une longueur d'environ 235 mètres. L'égoût à construire le long de la chaussée, y compris le coude dans la rue des Boulangers, aurait une longueur d'environ 190 à 200 mètres seulement. C'est le travail le plus important à entreprendre dans l'intérêt de l'assainissement, et cette importance donne à la commission la certitude que le concours des propriétaires s'obtiendrait pour couvrir la dépense à faire et qu'elle évalue à fr. 2,500. — Le cours actuel est indiqué, en bleu, sur le plan (*Annexe n° 4*), et la construction proposée, en rouge.

Aqueduc au chemin de fer.

Lors de l'établissement du chemin de fer, les ingénieurs ont cru pouvoir, sans inconvénient, supprimer un cours d'eau existant au-dessus de la barrière n° 69 (*Annexe n° 5*), forçant ainsi les eaux pluviales et ménagères qui descendent du versant Est de la commune à chercher une autre issue. Celle qu'elles ont prise recevant déjà les eaux d'un grand nombre de fossés, il en résulte des débordements et des inondations fréquentes sur un grand parcours et surtout à l'origine et à l'affluent dans le canal d'Herenthals, à l'endroit *Suerenborg*. Des champs se trouvent en partie submergés pendant une période de l'année, d'où il résulte une cause de préjudice; enfin une grande partie des eaux ménagères de la commune débouchant dans ces fossés, leur croupissement, leur fermentation en temps de chaleur, sont autant d'inconvénients pour la santé publique.

Le seul remède à ce mal et à cette servitude, c'est la construction d'un aqueduc sous le chemin de fer, qui rétablisse les choses dans leur état primitif et naturel.

Déjà, à plusieurs reprises, l'administration locale s'est adressée à M. le ministre des travaux publics dans ce but, et jamais elle n'a obtenu de réponse satisfaisante. La commission croit de son devoir d'appuyer de toutes ses forces une demande qui est de toute équité et fondée sur des droits incontestables. La commune, bien moins encore les propriétaires riverains, ne peuvent souffrir des fautes des ingénieurs de l'État et celui-ci doit réparation des dommages causés par ses agents.

Nous ne mettons pas en doute un seul instant qu'une enquête, faite sur les lieux, par ordre du gouvernement, ferait reconnaître l'urgente nécessité de la construction de cet aqueduc.

Avant de clore ce chapitre, il nous reste à constater les soins que l'autorité et les propriétaires apportent généralement à l'entretien des cours d'eau et des ruisseaux.

État des cours d'eau.

A l'exception des localités que nous venons de signaler, partout il y a possibilité de procurer une perte aux eaux ménagères et pluviales, sans avoir recours aux puisards et puits perdus. Les champs sont partout entourés de fossés destinés à recevoir les eaux et servant ainsi à l'asolement des terres; ces fossés se jettent dans des cours d'eau et ceux-ci débouchent dans les ruisseaux qui conduisent les eaux, soit dans le canal d'Herenthals, soit dans l'Escaut.

Puits perdus et puisards.

Malheureusement, les habitants n'ont pas compris jusqu'ici les vices des puisards et les inconvénients qui naissent, pour leur santé, de leur construction vicieuse. Un des grands soins que s'est imposé le comité d'enquête a été de faire comprendre ces dangers et ces inconvénients et de constater exactement l'état des puits perdus et les moyens de les faire successivement disparaître.

Il y a considérablement à faire sous ce rapport; mais il faut espérer qu'appuyés et secondés par l'autorité locale, nous parviendrons insensiblement à bannir l'usage des puits perdus et puisards et à déterminer les propriétaires à faire usage des cours d'eau publics, pour y déverser, à l'aide d'égoûts bien établis, les eaux ménagères et pluviales, qui, aujourd'hui, sont croupissantes la plupart du temps, et, par leur fermentation, créent de véritables foyers d'infection.

Dans toutes les constructions nouvelles, soumises à l'avis de la commission, elle s'est efforcée d'éviter les puisards et les puits perdus, et là où il y a impossibilité de s'en passer, elle exige leur éloignement d'au moins 15 mètres des habitations et leur construction de telle manière qu'il n'en puisse résulter aucun inconvénient.

## CHAPITRE III.

### HYDRAULOGIE.

La commission a apporté un soin scrupuleux à l'étude de la question hydraulogique.

L'eau est un des éléments les plus intimement liés à la santé de l'homme. D'abord comme aliment; ensuite comme matière indispensable pour le maintien en état de propreté constante et du corps et de la demeure.

Comme aliment, il importe qu'elle soit de bonne qualité; comme matière servant à entretenir la propreté, il est nécessaire qu'elle soit abondante et ne fasse jamais défaut.

Remarques générales.

Le comité d'enquête a constaté, en règle générale, que les sources que l'on rencontre à une certaine profondeur du sol, au-dessous du terrain rocailleux, dans le sable mouvant, sont d'une bonne qualité et suffisamment abondantes. Là où elles sont défectueuses ou malpropres, cela tient, soit aux vices de construction des puits, soit au manque d'entretien et de nettoyage. L'enquête a eu lieu à l'époque où les eaux sont les plus basses de l'année et nulle part nous n'avons trouvé une source tarie, un puits à sec, même là où jusqu'à dix ménages venaient puiser à la même source.

Causes du mauvais état des puits.

Mais, nous devons le dire aussi, la construction des puits est presque partout vicieuse, et leur entretien surtout laisse, en général, beaucoup à désirer. Il règne, sous ce rapport, une négligence, une apathie, une insouciance, qu'un bon règlement sévèrement exécuté, devra combattre et détruire.

Les eaux jaunâtres et bourbeuses.

Ainsi qu'on pourra s'en convaincre par le tableau qui termine ce chapitre, nous avons trouvé un grand nombre de puits dont l'eau est jaunâtre, bourbeuse et dépose considérablement. L'analyse chimique à laquelle ces eaux ont été soumises, n'y a fait reconnaître aucune substance nuisible; seulement, l'aspect d'une pareille eau rend son usage plus ou moins repoussant, et ce seul fait suffit pour qu'il soit avisé aux moyens d'obvier à cet état de choses.

Nature de ces eaux.

L'étude des lieux, de leur situation, de l'élévation du sol, nous a fait reconnaître que ces puits se rencontrent, presque sans exception, dans la zône centrale des deux versants du plateau de la commune; la profondeur du puits y est moindre que dans les parties les plus basses des versants, où cependant l'on devrait atteindre plus promptement la source.

Il nous a été facile de conclure des différents indices recueillis, que là où les eaux ont la couleur jaunâtre, les sources jaillissent d'un terrain argileux, et que ce ne sont pas, en général, des artères naturelles qui les fournissent.

Ce qui le prouve c'est que nous avons rencontré dans un endroit deux puits, situés à une distance de quarante à cinquante pas l'un de l'autre, dont l'un, plus profondément creusé et mieux entretenu, donne une excellente eau, tandis que l'autre a dû être en quelque sorte abandonné, ses eaux étant repoussantes comme couleur et comme aspect, quoique leur analyse n'y ait fait rien découvrir de nuisible à la santé.

Remèdes à employer.

Le remède le plus simple serait d'obliger les propriétaires à approfondir les puits, à rendre leurs parois bien étanches, afin que les eaux des veines factices ne puissent plus s'y infiltrer.

Toutefois, la commission pense qu'il y aurait lieu à expérimenter un moyen plus facile et surtout plus économique de résoudre la difficulté. Il consisterait, après avoir bien nettoyé le puits, bien jointoyés ses parois, à faire l'essai d'un philtre qui serait placé au fond du puits; en le composant de cailloux, de sable et de charbon de bois, il réunirait le mérite de purifier et de décolorer les eaux. Celles-ci jaillissant du fond du puits, subiraient forcément l'action du philtre avant d'arriver à la surface.

Quelques doutes pouvant exister sur l'efficacité du remède et sur son application, la commission pense que vu le peu de dépense à faire, l'autorité communale devrait elle-même en faire l'essai sur un puits à indiquer. Le propriétaire devrait le mettre en bon état; la seule dépense à faire par la commune, serait l'achat et le placement du philtre; les matières qui le composent disent assez que les frais seraient minimes.

Si cet essai répondait à notre attente, on pourrait généraliser et imposer l'emploi du philtre partout où besoin est; si, au contraire, l'essai ne réussit pas, il sera indispensable et urgent d'obliger les propriétaires, soit à creuser de nouveaux puits, soit à approfondir suffisamment ceux existants, partout où l'aspect et l'état des eaux en rend l'usage repoussant. Des sondages préalables pourraient avoir lieu, afin de travailler avec plus de garantie.

Cette question est trop importante pour que nous n'appelions pas sur son examen la sérieuse attention de l'autorité locale.

Analyse des eaux potables.

Le comité d'enquête a recueilli environ une soixantaine d'échantillons, de divers puits; d'abord de tous ceux auxquels il avait reconnu quelqu'altération; ensuite, dans les différentes zônes du plateau et de ses versants.

Tous ces échantillons ont été analysés par les soins de M. Mellaerts-Thys, avec une scrupuleuse attention.

Résultat.

Les eaux soumises à l'épreuve ont donné, en général, des résultats assez satisfaisants pour les déclarer de bonne qualité.

Traitées par le muriate de baryte, le nitrate d'argent, le chlorure d'or et la tincture de bois de Campêche, elles ont présenté les caractères propres aux eaux potables. Néanmoins quelques-unes étaient troubles et chargées d'une certaine quantité de matières organiques (sect. 1, n° 13 surtout); d'autres possédaient peu de sulfate de chaux (sect. 1, n° 336/45); d'autres, enfin, contenaient peu de bicarbonate de chaux (sect. 2, n° 438).

Mesures à prendre.

Les trois puits spécialement indiqués sont d'un usage nuisible à la santé; à leur égard nous hésitons d'autant moins à réclamer la suppression immédiate, que, pendant l'épidémie, des personnes qui font usage de deux d'entre eux, en ont été atteintes. Le mal étant évident, le remède doit être radical.

Quant aux autres, le vice pourra disparaître, soit par des travaux d'amélioration, un meilleur entretien, l'éloignement des puisards ou puits perdus, en empêchant l'infiltration des matières fécales, etc., soit, enfin, par leur approfondissement.

La commission pourra s'entendre à cet égard avec l'autorité locale et se chargera volontiers de négocier à l'amiable avec les propriétaires pour que ces changements aient lieu sans qu'il faille recourir à des mesures rigoureuses.

Communauté des puits.

Une observation que la commission croit devoir faire avant de clore ses observations générales, c'est que dans plusieurs localités, le comité d'enquête a trouvé un seul puits servant à l'usage d'un grand nombre de maisons, de propriétaires différents; il est des endroits où l'on n'en trouve qu'un seul pour l'usage de dix ménages. Le puits à condamner (sect. 1, n° 336/45), est dans ce cas et ces dix habitations appartiennent à trois propriétaires différents. La communauté de ces puits est-elle le résultat d'une convention, d'un droit, ou n'est-elle qu'une servitude ou une tolérance? C'est ce qui devrait être constaté; car, s'il n'existe aucune obligation de la part du propriétaire d'un puits, à admettre à son usage un ou plusieurs de ses voisins, il peut suffire d'un mauvais vouloir, soit du propriétaire, soit même d'un locataire, pour créer de graves inconvénients, surtout là où, comme dans la localité que nous venons de désigner, on est fort éloigné de toute autre habitation.

En tout cas, une sécheresse prolongée peut, aussi bien que le mauvais vouloir d'un propriétaire ou d'un locataire, priver un grand nombre de personnes d'eau potable en quantité suffisante.

Partout donc où il y a communauté d'usage d'un puits pour des maisons appartenant à des propriétaires différents, il serait bon et nécessaire même de constater le droit, et là où il n'y a que simple tolérance, exiger la construction de nouveaux puits; comme partout où plus de trois à quatre ménages, au plus, puisent à la même source, il faudrait obliger les propriétaires à en créer de nouvelles.

Nécessité d'un règlement spécial.

Dans toutes les agglomérations de maisons qui seront construites dans l'avenir, cette question ne doit pas être perdue de vue. Elle est une des plus importantes que l'on puisse invoquer dans l'intérêt d'une bonne hygiène; aussi dans le projet de règlement sur les puits d'eau potable que la commission se propose d'élaborer et de soumettre à la sanction de l'autorité communale, s'efforcera-t-elle de réunir toutes les prescriptions nécessaires pour assurer la bonne construction, le bon entretien et la multiplicité suffisante des puits, pour assurer à tous les habitants de la commune l'usage permanent d'une eau saine, propre et nutritive.

Observations consignées dans l'enquête.

Nous faisons suivre ici le tableau des puits ayant donné lieu à des observations de la part du comité d'enquête, soit en ce qui concerne leur entretien, leur construction vicieuse, soit relativement à la qualité ou à l'aspect de l'eau qu'ils fournissent. Nous y joignons également les diverses indications recueillies à l'aide de la sonde. pour établir l'élévation du sol dans les diverses zônes du plateau et des versants de la commune [1].

| SECTION. | NUMÉROS. | ÉLÉVATION DU SOL. | *Observations.* |
|---|---|---|---|
| 2 | 319 | 3 mètres 70 cent. | Un puits pour quatre maisons. |
| » | 326 | — | Id. cinq maisons. n° 326/30, appartenant à divers propriétaires. |
| » | 341 | 3 » 75 » | Eau des plus malpropres; mauvais entretien; infiltrations du puits perdu et des fosses d'aisance. |
| » | 348/34 | » | Eau malpropre et trouble; puits trop fatigué. neuf ménages en font usage. |

[1] On s'est borné à donner ici un extrait de ce tableau, lequel est très étendu et n'offre qu'un intérêt purement local.

## CHAPITRE IV.

### ÉTABLISSEMENTS PUBLICS.

Les établissements publics, où se réunissent journellement un grand nombre de personnes, doivent offrir de l'espace, de l'air, et être tenus dans un grand état de propreté, surtout en ce qui concerne le sol. Si, sous le rapport de la propreté, ceux sur lesquels notre enquête a porté, laissent peu à désirer, il n'en est pas de même en ce qui concerne l'espace et surtout l'aérage.

Déjà l'attention de l'autorité communale a été attirée sur ces points et, sur son initiative comme sur les indications de la commission, des mesures ont été prises qui introduiront de notables améliorations dans un état de choses peu convenable.

La maison communale.

La commune ne possède point en propriété la maison communale. Un bâtiment est loué pour cet usage. Il suffit aux besoins du service; toutefois, il est à désirer que, dans un avenir plus ou moins éloigné, on puisse acquérir une propriété pour cette destination. La salle servant aux réunions du conseil offre l'inconvénient d'un mur humide, couvert de salpêtre sur plus de la moitié de sa surface. Cette humidité provient d'un égoût établi contre ce mur sur la propriété voisine. Nous croyons que l'on pourrait faire des démarches pour obtenir le déplacement de cet égoût, en l'éloignant du mur de quelques centimètres et que l'on devrait récrépir le mur de la chambre du conseil, après l'avoir auparavant écorché et garni d'ardoises sur toute sa surface.

Ces travaux d'assainissement paraissent réclamés par un état de choses qui peut causer des indispositions fréquentes aux membres du conseil, qui, souvent pendant des heures entières, se trouvent placés à une faible distance du mur.

L'église paroissiale.

L'église paroissiale a été agrandie une première fois il y a environ un quart de siècle. L'augmentation toujours croissante de la population rend une nouvelle extension des plus urgentes. Quoiqu'il s'y célèbre le dimanche trois services divins, elle est notoirement insuffisante pour contenir les fidèles qui s'y rendent. Parfois une centaine de personnes restent à la porte, stationnant sur le terrain humide du cimetière, exposées à toutes les intempéries des saisons, et cela à chacun des offices. En outre, un grand nombre d'habitants sont encore obligés de se rendre soit à la ville, soit à St-Laurent, pour accomplir leurs devoirs religieux.

Un tel état de choses n'a pas échappé à la sollicitude de l'autorité locale. Par ses soins les plans d'agrandissement ont été dressés, un subside voté par le conseil communal et par le conseil de fabrique. Les deux tiers, à peu près, de la somme nécessaire, sont réunis. La commune compte sur les subsides de l'État et de la province pour parfaire le chiffre de la dépense, et mettre la main à l'œuvre.

La commission ne saurait assez insister pour que ce concours ne fasse pas défaut et surtout ne se fasse pas longtemps attendre, afin que toutes les mesures puissent être prises pour commencer ces travaux dès l'ouverture de la prochaine campagne. Il est urgent, nous le répétons, de porter remède à une situation des plus déplorables et qui est une cause permanente d'insalubrité notoire. pour tous ceux qui fréquentent l'église.

Un autre motif encore nous engage à insister sur ce point : la tour menace ruine ; crevassée en divers endroits. elle penche entièrement vers l'orient et sa position n'est plus d'aplomb. Si elle n'était promptement démolie, sa chute. qu'une suite d'ouragans pourrait occasionner, entraînerait peut-être des accidents graves. qu'il est du devoir de l'autorité de prévenir, du moment que leur éventualité est palpable.

Quelques points à observer dans l'agrandissement de l'église.

La commission espère, qu'avant d'adopter définitivement les plans d'agrandissement, le collége voudra bien les soumettre à son avis. Il importe qu'un bon système de ventilation soit introduit dans les églises. Chacun de nous a pu reconnaître les inconvénients d'un séjour prolongé dans un temple où la foule se presse compacte et serrée et où règne une atmosphère viciée et surchargée de miasmes et d'exhalaisons délétères.

Ce point nous semble très important. Il en est un autre encore qui ne doit pas être perdu de vue ; c'est que les entrées soient établies de telle sorte, que les fidèles agenouillés au fond de l'église ne soient pas constamment exposés aux courants d'air.

Des mesures nous paraissent également devoir être prescrites. dans l'intérêt de la santé des enfants nouveau-nés que l'on présente au baptême, en ce qui concerne les dispositions de la chapelle aux fonts-baptismaux.

Enfin nous croyons également devoir insister fortement pour que le dallage soit établi de telle sorte qu'il soit d'un nettoyage facile et de manière à préserver les fidèles du contact de l'humidité du sol.

La commission se réserve, lorsque le moment sera venu, d'émettre ses vues sur ces diverses questions et d'indiquer les meilleurs systèmes propres à prévenir les inconvénients et les vices qu'elle vient de signaler.

Le cimetière. Quelques mots sur le cimetière trouvent ici naturellement leur place.

Si l'étendue du cimetière a pu suffire jusqu'ici aux inhumations qui y ont lieu, plusieurs motifs font craindre que dans un avenir peu éloigné il n'en soit plus ainsi.

D'abord, le terrain destiné aux inhumations va se trouver rétréci par suite de l'agrandissement de l'église.

En second lieu, l'interdiction, dans un temps assez rapproché, du cimetière de St-Willebrord, amène dès à présent un plus grand nombre d'inhumations des familles aisées de la ville, dans le cimetière de Berchem, et il est à prévoir que ce nombre ne fera qu'accroître par la suite.

La commission se croit donc obligée d'appeler sur cette question la sérieuse attention de l'autorité communale.

Il est inutile d'insister sur les graves conséquences que peuvent amener les émanations cadavériques. La sévérité des lois sur cette matière, lois, du reste, assez généralement peu observées, dit assez combien elles sont à redouter.

La commission pense que l'autorité communale, en mère prévoyante et sage, fera bien de se préoccuper dès aujourd'hui de cette question.

L'urgence n'étant pas démontrée, pour le moment, la commission ne croit pas devoir s'appesantir sur cette question. Elle se borne à cette recommandation et à émettre un avis qu'elle croit dicté par une prudente sollicitude, dans l'intérêt de la santé publique.

Elle croit néanmoins devoir consigner l'idée qui s'est fait jour dans son sein, qu'on pourrait peut-être s'arrêter à une combinaison consistant à conserver le cimetière actuel comme lieu de repos privé, dont le terrain serait cédé à perpétuité pour l'établissement de caveaux de famille, et à ériger sur un autre terrain, à proximité de l'église, mais en dehors des agglomérations de maisons, un nouveau cimetière commun.

Les inhumations devenant ainsi plus rares et se faisant d'ailleurs dans des caveaux maçonnés, les émanations cadavériques seraient bien moins fréquentes et moins à redouter.

De plus, cette combinaison, loin de faire perdre à l'église les bénéfices d'un lieu de repos contigu au temple et recherché par les familles aisées de la ville, accroîtrait, au contraire, ses revenus, en même temps qu'on en créerait de nouveaux pour la commune et surtout pour le bureau de bienfaisance, en faveur desquels il est toujours stipulé dans ces sortes de cessions de terrain.

Une mesure que nous croyons devoir recommander, c'est la plantation d'arbres à haute futaie, des cèdres, par exemple, tout autour de l'enceinte du cimetière, afin de vivifier l'atmosphère et de prévenir le mauvais effet des exhalaisons cadavériques.

L'école communale, quelque bien tenue qu'elle soit sous le rapport de l'entretien et de la propreté, est loin de suffire au placement des élèves qui la fréquentent et dont le nombre, il faut l'espérer, continuera à augmenter d'année en année. — D'ailleurs, sa construction est très vicieuse et, quels que soient les changements que l'on y introduise, on ne pourra jamais atteindre que le passable, le tolérable. L'école communale.

Si d'autres charges ne pesaient déjà lourdement sur les finances locales; si des travaux plus urgents, l'agrandissement de l'église entre autres, ne réclamaient une priorité incontestable, la commission n'hésiterait pas un instant à conclure dès aujourd'hui à la construction d'une nouvelle école. Mais, en présence de la loi de la nécessité, elle a dû se borner à rechercher les moyens de rendre le mal le moins évident possible, de l'atténuer par des améliorations et de rendre ainsi l'état de choses supportable jusqu'à l'époque, que nous appelons de tous nos vœux, où l'on pourra s'occuper, soit d'agrandir l'école actuelle, soit d'en construire une nouvelle.

Le local actuel est occupé, en été, par environ 150 élèves; en hiver, par environ 200. Il suffira d'indiquer ses dimensions pour établir combien on y manque d'espace et d'air :

Sa longueur est de 13 mètres 20 centimètres;
Sa largeur est de 6 » 40 »
Son élévation est de 4 » » . Soit 338 mètres cubes.

Le nombre de bancs placés au centre est de 21; sur chacun d'eux sept élèves peuvent se placer à l'aise, mais on en met souvent forcément huit, et même neuf. Quelques bancs sont, en outre, établis le long des murs, de sorte qu'il ne reste qu'un espace fort étroit pour circuler.

Le comité d'enquête, après avoir visité en détail ce local, en dehors des heures de classe, y est retourné alors que tous les élèves s'y trouvaient réunis. Elle n'a pas tardé à se convaincre du fondement de ses appréhensions. On ne peut se faire une idée de l'atmosphère pestilentielle qui y règne et à laquelle aucun de nous n'aurait pu résister une demi-heure sans en éprouver les conséquences.

Nous nous sommes empressés de signaler cet état de choses à l'autorité communale, en priant le collége de vouloir bien se rendre sur les lieux avec les membres de la commission, afin d'arrêter de commun accord les changements à exécuter d'urgence.

Cette visite collective ayant eu lieu, il a été convenu que toutes les croisées, dont plusieurs sont immobiles, seraient mobilisées de manière à ce que l'on puisse en abattre la partie supérieure et donner ainsi, pendant les heures de classe, de l'air frais sans incommoder les élèves. En outre, il sera établi, dans un des angles, une cheminée d'aérage d'un diamètre de 20 centimètres, faisant les fonctions d'un ventilateur à froid, et dans laquelle, s'il fallait en activer les fonctions, on pourrait, le cas échéant, fixer un appel à l'aide d'une simple lumière.

Par ces améliorations, décrétées par le collége, la commission espère amener une situation tolérable et faire disparaître les causes d'insalubrité qui doivent infailliblement affecter la santé des instituteurs et des élèves.

Quelques dispositions ont aussi été réclamées à l'extérieur de l'école : l'écoulement des eaux et des urines, ainsi que le placement du puits perdu trop à proximité du puits d'eau potable, la malpropreté des eaux de ce dernier, sont les points sur lesquels la commission a appelé l'attention du collége. Des plaintes ont été adressées à la commission sur ce qu'en temps de sécheresse prolongée l'eau potable manquait parfois. Si ce fait venait à être confirmé, il y aurait lieu à approfondir le puits. A l'époque du sondage, vers la mi-septembre, les eaux se trouvaient à 3 mètres 70 centimètres au-dessous du sol; on voyait distinctement le fond du puits; il pouvait y avoir un pied à 1 $^{1}/_{2}$ pied d'eau.

École du couvent des Annonciades.

L'école du couvent des Annonciades, tenue par des religieuses de cet ordre, peut être considérée comme école publique. Elle est spécialement consacrée aux jeunes filles et n'est ouverte que depuis une année environ. Le local, nouvellement construit, ne laisse rien à désirer sous le rapport de l'espace, de l'élévation et de la propreté.

Mais il n'en est pas de même du système d'aérage qui est très incomplet et tout à fait insuffisant. Le comité d'enquête s'y est rendu au moment où les classes étaient occupées et il lui a été facile de s'assurer de l'absence d'une bonne ventilation; il y régnait une atmosphère viciée; des odeurs désagréables s'y répandaient et manquaient de moyens d'évacuation et, comme conséquence naturelle, le manque d'air frais y était très sensible. Le comité ayant indiqué quelques mesures provisoires pour obvier à ces inconvénients, les dames institutrices se sont empressées de les faire mettre à exécution. La commission pense, néanmoins, qu'il sera nécessaire d'établir également ici une cheminée d'aérage comme à l'école communale et nous nous proposons d'en réclamer l'établissement dès que les effets en auront été constatés.

L'école des Annonciades comprend deux classes d'égale dimension, séparées par une cloison en planches. L'une contient 60 élèves, l'autre 120. Dans cette dernière néanmoins, les élèves sont fort à l'aise; nous ajouterons qu'elle est mieux ventilée que l'autre.

Une école privée pour les enfants des deux sexes est tenue par les demoiselles R. . . . (sect. I, n° 39), sur la chaussée. L'appartement servant d'école est loin d'être convenable, les murs y sont humides et suintants; le sol est en carreaux rouges noircis par l'humidité. C'est ce qu'on appelle vulgairement une vieille masure, assez vaste, mais toute salpêtrée le long des murs. La salle servant de classe manque, en outre, de ventilation; il faut, pour renouveler l'air, ouvrir soit une porte, soit une fenêtre, ce qui ne pourrait se faire sans inconvénients pour la santé des enfants. Écoles privées.

Il est urgent d'établir un ventilateur permanent dans une des croisées et de fixer au-dessous des bancs et à une distance de quelques pouces du sol, des planches pour servir d'appui aux pieds des enfants, afin qu'ils ne soient pas obligés à les poser sur le sol. Enfin il faudra recommander que les pupitres soient assez éloignés des murs pour que les enfants ne puissent ressentir les effets de l'humidité.

Si cette école devait rester dans cette maison, des mesures plus complètes devraient être prescrites pour l'assainir ; mais il nous a été dit par une des demoiselles R. . . . , qu'elles se proposaient de déloger d'ici à peu de temps.

Une seconde école privée vient de s'ouvrir. Elle est dirigée par Mme S. . . . , et située sect. 2, nº 166, au Hoogenweg. L'appartement transformé en classe est très convenable ; la seule amélioration que la commission a réclamée, est l'établissement d'une girouette dans une des croisées, afin d'y renouveler constamment l'air.

L'ouverture d'une école devrait être soumise à une autorisation préalable.

La commission, avant de clore ses observations au sujet des écoles privées, croit devoir émettre le vœu qu'un règlement intervienne qui subordonne l'ouverture d'une classe à certaines formalités concernant le local. Une autorisation de l'autorité communale nous paraît nécessaire, afin que l'on puisse stipuler quelques précautions dans l'intérêt de la santé des enfants.

Écoles gardiennes.

Les deux écoles dont nous venons de parler sont les deux seuls établissements d'instruction privés. Il existe encore ce que l'on est convenu d'appeler des écoles gardiennes. Ce sont des femmes qui se chargent de veiller sur les enfants de deux à sept ans, c'est-à-dire jusqu'au moment où on les admet dans les écoles publiques. Ce sont là des institutions d'une haute utilité, dont le but renferme une profonde et efficace pensée de moralisation et de civilisation. Malheureusement ce que l'on appelle ainsi dans la commune, sont tout bonnement de braves et bonnes femmes qui recueillent les enfants pour en retirer un petit pécule, mais qui manquent elles-mêmes des premiers principes d'instruction qu'ils devraient inculquer aux autres.

L'une de ces écoles gardiennes est située dans un vrai taudis. Elle est tenue par la fille M. . . . , habitant la maison sect. 2, nº 161, au Hoogenweg. Au fond de cette maison, se trouve une petite chambre, descendant d'une bonne marche sous le niveau du sol,

Cube : 24 mètres.

d'une longueur de 4 mètres 85 centimètres, d'une largeur de 2 mètres 75 centimètres et d'une hauteur de 1 mètre 80 centimètres. Sur cet espace sont entassés 50 enfants, la majeure partie de parents bourgeois, et âgés de deux à cinq ans. Ce bouge est éclairé par une fenêtre de 60 centimètres de haut sur 1 mètre 25 centimètres de large et une autre petite lucarne d'un seul carreau. Le sol est en carreaux rouges ; les murs humides sur toute leur surface. Sous la fenêtre se trouve un énorme tas de fumier qui en masque une partie. Tout le long de la cour les eaux sont stagnantes et manquent d'écoulement.

Voilà le tableau que le comité d'enquête a trouvé en nature dans l'école gardienne tenue par la fille M. . . . .

Dès le lendemain de son enquête sur les lieux, la commission s'est adressée au collége pour faire interdire d'urgence l'usage de cette chambre pour la classe.

Le collége ayant approuvé cette conclusion, la commission s'est rendue chez la fille M. . . . et l'a prévenue qu'elle aurait à placer les enfants dans la chambre à rue, où elle doit établir un ventilateur. La commission s'assurera que ces stipulations sont observées.

La seconde école gardienne est établie dans une maison appartenant à M. F. V. . . . . .; elle est située sect. 2, n° 196, et est tenue par la veuve V. . . G. . . . . Il y a chez elle une trentaine d'enfants, dans une chambre longue de 4 mètres sur 3 mètres 40 de large et 3 mètres 25 de haut. Elle est bien éclairée, mais manque de ventilation. La commission a réclamé d'urgence l'établissement d'une girouette dans la croisée.

Cube : 44 mètres.

Patronage des écoles gardiennes.

Ni l'une ni l'autre de ces deux écoles gardiennes ne brillent par un excès de propreté.

Ce n'est pas là l'institution des écoles gardiennes, telles que nous les voyons ailleurs, telles qu'il serait plus facile de les établir dans la commune que dans une ville. Ce qu'il faudrait ici, c'est un patronage dévoué, une bonne organisation et une active surveillance.

Il serait à désirer que l'on pût organiser une société de patronage pour l'établissement de petites écoles gardiennes, réparties dans les différents quartiers de la commune. Nous ne mettons pas un seul instant en doute l'empressement que mettraient bon nombre de nos dames à répondre à un appel qui leur serait fait dans ce but.

L'utilité de ces écoles est trop bien démontrée par les résultats obtenus ailleurs, pour qu'il faille chercher à l'établir ici. C'est dès sa plus tendre enfance qu'il faut s'emparer et s'occuper sans relâche de la culture et de la moralisation de l'homme, afin d'empêcher qu'il n'entre dans une fausse voie, et qu'une fois embourbé dans celle du crime ou de l'inconduite, il ne soit plus possible de l'en arracher sans que le glaive ou la répression de la justice ne s'appesantisse sur lui.

A la campagne surtout, les enfants du prolétaire n'étant admis dans les écoles publiques qu'à sept ans, vivent jusqu'à cet âge en état permanent de vagabondage. On les exerce au maraudage, à la rapine; on les habitue au mensonge, à la dissimulation; on les fait ainsi passer par un apprentissage du crime et du vol avant que la société ne songe à s'occuper d'eux.

L'institution d'écoles gardiennes remplit cette lacune, combat ces funestes tendances de dégénération et de corruption. Nous ne saurions donc assez insister pour que l'autorité communale veuille nous prêter tout son concours pour nous aider dans les efforts que nous sommes disposés à faire pour en doter la commune.

Ces écoles, en enlevant aux mères de famille la surveillance de leurs enfants, leur laisse libre une journée qu'elles peuvent ainsi employer à un travail qui vient augmenter les ressources du ménage et ajoute à son bien-être. C'est encore là un de leurs résultats utiles, digne d'une sérieuse attention.

Enfin les enfants du prolétaire étant ainsi soumis à une surveillance dès leur enfance, ne croupissant plus comme aujourd'hui dans l'ignorance, la malpropreté et l'abrutissement, on parviendrait à les faire entrer avec moins de peines, moins de démarches et de recherches et pour ainsi dire naturellement, dans l'école primaire de la commune, qu'une grande partie des enfants pauvres continuent à ne pas fréquenter, malgré tous les efforts de l'administration pour les y amener.

La commission, nous le répétons, prêtera volontiers son concours à cette œuvre de civilisation et de haute philanthropie. Elle serait heureuse de voir ses vues partagées par l'administration locale et elle s'empressera, le cas échéant, de développer et d'élaborer sur cet important sujet un plan d'organisation approprié aux besoins et aux ressources que l'on peut espérer recueillir dans la commune.

Mesure propre à faire entrer les enfants pauvres à l'école.

Nous venons de dire qu'un grand nombre d'enfants pauvres continuent à ne pas fréquenter l'école communale. C'est encore une question sur laquelle nous ne saurions assez appeler l'attention. Nous indiquerons comme un moyen pouvant amener de bons résultats, l'introduction d'un article dans le règlement du bureau de bienfaisance, stipulant qu'aucun secours ne pourra plus être délivré à des familles pauvres dont les enfants ne fréquenteraient pas l'école. On obligerait les parents à prendre un billet d'inscription, d'abord, et puis des rapports périodiques de l'instituteur et à les remettre à l'administrateur du bureau de bienfaisance chargé de la distribution des secours.

La commission soumet cette proposition à l'appréciation du collége. Elle pense qu'elle est de nature à produire un bon effet et d'utiles résultats.

## CHAPITRE V.

### FABRIQUES, USINES ET ÉTABLISSEMENTS INCOMMODES.

L'enquête faite dans les diverses fabriques, usines et établissements incommodes, n'a révélé aucun fait de nature à motiver des mesures urgentes d'amélioration dans l'intérêt de la santé des ouvriers.

Enquête sommaire.

On comprendra, du reste, que cette enquête n'a pu être que superficielle et assez générale. Toutefois les questions posées aux chefs d'établissements sur les divers travaux et sur les matières qu'ils emploient, comme sur les précautions prises afin d'en atténuer la fâcheuse influence sur la santé des ouvriers, ont témoigné, en général, de leurs soins et de leurs efforts pour atteindre ce but.

La commission se propose de consacrer une enquête spéciale et minutieuse à ces établissements, afin de se rendre compte des opérations qui s'y font et de leur influence sur la santé. Cette enquête fera l'objet d'un rapport spécial.

Nomenclature.

Voici le relevé des établissements industriels existant dans la commune :

1° Une fabrique de toile cirée, dirigée par MM. Coveliers et Ce ;

2° Une fabrique de tapis de laine et de crin, dirigée par la même maison, quoique formant un établissement séparé ;

3° Une fabrique de savon vert et une fonderie de suif, dirigées par M. Coesemans ;

4° Une fabrique de cire, dirigée par M. Janssens-Degrooff ;

5° Une fonderie de fer, dirigée par M. De Pauw ;

6° La grande fabrique d'étoffes et de cordage de M. J. Fenner, chôme depuis assez longtemps ; elle est même inhabitée en ce moment.

Comme établissement modèle, sous tous les rapports, on peut citer la fabrique de toiles cirées de MM. Coveliers et Ce.

Il existe encore quelques petits industriels de peu d'importance, ayant une cuve de teinture de noir-bleu et de noir-noir pour objets de toilette et autres, mais que l'on ne saurait classer parmi les établissements d'ordre. Toutefois ce sont ceux qui, en général, sont les plus mal établis et où les conditions hygiéniques sont le plus négligées. Aussi la commission portera-t-elle une attention toute spéciale sur ces sortes d'exploitation.

Abattoirs particuliers.

Les abattoirs ou tueries des particuliers, assez nombreux dans la commune, sont l'objet d'une surveillance active de la part de la police et ne donnent lieu à aucune plainte d'incommodité de la part des voisins.

La commission se montrera très sévère et très exigeante pour les nouvelles demandes qui lui seront transmises pour l'établissement de ces tueries : car on ne peut se dissimuler qu'elles donnent lieu à de graves abus et sont souvent une cause permanente d'insalubrité aussi bien pour ceux qui y exercent leur état que pour les voisins.

## CHAPITRE VI.

### MANIÈRE DE VIVRE DE LA CLASSE OUVRIÈRE.

La manière de vivre de la classe ouvrière de la commune de Berchem, est, en général, assez régulière. Les ouvriers sont sobres et ont le cœur au travail. La paresse et les excès forment l'exception.

La nourriture de l'ouvrier.

Leur nourriture se compose principalement de pain noir, de légumes, de pommes de terre, de laitage et parfois d'un peu de viande, soit fraîche, soit de porc salé.

Son ménage, son état.

Le ménage de l'ouvrier compte d'ordinaire, outre le mari et la femme, un assez grand nombre d'enfants. Les femmes s'occupent chez elles et les maris, s'ils ne sont pas employés dans les fabriques ou usines de la commune, ou s'ils n'y exercent un métier, tels que tailleur, cordonnier, charpentier, etc., appartiennent, soit à l'agriculture, soit à l'horticulture, soit enfin, et c'est le plus grand nombre, aux diverses industries de la ville d'Anvers. Ce sont des ouvriers raffineurs de sucre, des ouvriers en tabac, des ouvriers attachés aux diverses corporations commerciales, des maçons, des menuisiers, etc., etc.

*Distribution de la journée.*

Le matin ils se rendent à leur ouvrage après avoir pris leur déjeûner, qui consiste dans une infusion de café et de chicorée, avec quelques tranches, beurrées ou non, de pain noir. A midi les attend chez eux un dîner, consistant dans un plat de pommes de terre, mélangées parfois avec d'autres légumes, et d'un plat de soupe maigre, préparée avec de l'eau, du riz, du pain et quelques pommes de terre ou d'autres légumes. Chez quelques-uns cette soupe maigre est remplacée par un plat de laitage à la farine de seigle, de froment ou de sarrasin.

En rentrant chez lui après le travail, fatigué des labeurs du jour, l'ouvrier trouve, pour souper, un plat de bouillie faite avec du lait doux ou du lait battu et du pain ou de la farine de seigle.

L'infusion de chicorée et de café, avec quelques tranches de pain, clot ce repas du soir, et l'ouvrier va se reposer ensuite et puiser dans le sommeil de nouvelles forces pour le travail du lendemain.

*La boisson de l'ouvrier.*

L'eau pure et l'infusion de café et de chicorée, constituent la boisson habituelle de l'ouvrier de Berchem. Seulement, le dimanche et la semaine pendant ses heures de travail, il se régale assez souvent, soit d'un verre de genièvre, soit d'une bière blanche et peu nourrissante, qu'on appelle *seef*.

*Vêtements, objets de couchage; mœurs.*

Nos ouvriers sont généralement très soigneux en ce qui concerne leurs vêtements et leurs objets de couchage. Ils en font même une question d'amour-propre et dans un grand nombre de ménages, les femmes étalaient devant nous avec une sorte d'orgueil leurs matelas et leurs couvertures, et tenaient à ce que nous en constations le bon état et la propreté.

Mais là où la misère s'en mêle, on tombe aussi dans l'excès contraire, et, à la mauvaise qualité, le mauvais état des objets de couchage, vient d'ordinaire se joindre la malpropreté, l'absence d'ordre, l'insouciance et la paresse des propriétaires. La misère et l'abrutissement vont alors jusqu'au cynisme. *Ces cas, hâtons-nous de le dire, nous ne les avons rencontrés que bien rarement et tout à fait exceptionnellement.*

La démoralisation chez le pauvre, quand elle est enracinée, n'a pas de limites et l'on ne saurait trop se préoccuper des moyens de la combattre et d'en arrêter les effets. Citons un exemple qui se reproduit souvent : tel pauvre à qui le bureau de bienfaisance donne aujourd'hui des objets de couchage en bon état, s'empressera avant peu de s'en défaire à vil prix, pour se procurer les moyens de se livrer à quelqu'excès. Détruire le vice chez le prolétaire est un besoin non moins grand que d'améliorer son bien-être, et ce dernier but ne sera réellement à atteindre que lorsque l'on fera marcher les deux de pair.

Revenant à la manière habituelle et générale de vivre, nous devons constater que, médicalement parlant, la nourriture du pauvre et de l'ouvrier n'est guère nuisible à la santé, attendu qu'elle se compose essentiellement de laitage et de farineux, deux éléments très nourrissants et de facile digestion; mais des spéculateurs coupables dénaturent, par des mélanges nuisibles à la santé, les denrées alimentaires de première nécessité, les privent de leurs qualités nutritives et en font de véritables poisons lents qui engendrent une foule de maladies.

Falsification des denrées alimentaires.

Nécessité d'une loi et de règlements.

Nous ne saurions assez insister auprès du gouvernement et de l'autorité locale, pour que, d'abord, une loi, puis des règlements communaux, soient rendus pour combattre efficacement la falsification des denrées alimentaires, et mettre un terme à un trafic aussi honteux que coupable.

L'autorité, à quelque degré qu'elle appartienne, ne saurait plus utilement témoigner de sa sollicitude pour le bien-être de la classe laborieuse, qu'en la portant sur une question qui intéresse au plus haut point la santé des habitants, car trop souvent des maladies graves ont leur origine dans l'usage de substances nuisibles, mélangées aux denrées alimentaires et débitées au grand jour, sans contrôle, sans répression possible dans l'état actuel de la législation.

De la vente du pain.

Pour ne citer qu'un exemple, nous voyons, chaque jour, dresser des procès-verbaux contre les boulangers pour défaut de poids du pain qu'ils débitent. Songe-t-on jamais à soumettre le même pain à l'analyse pour constater s'il n'est point mélangé avec des substances nuisibles? Non, et cependant le fait se produit. Beaucoup de boulangers n'emploient-ils pas, pour donner de la consistance à certaines qualités de pain, ce qu'ils appellent de l'*alun bleu*? Combien n'y en a-t-il pas aussi qui mélangent la farine avec de la céruse, de la craie, du plâtre, etc., pour donner du poids au pain?

L'exemple que nous venons de citer nous amène à nous occuper de la question, si controversée et si sujette à conflits, de la taxe du pain. Nous n'avons pas à l'envisager ici sous le rapport de sa constitutionnalité; nous n'avons pas à examiner si, sous le régime de la liberté issue de la constitution de 1830, il est parfaitement légal d'imposer à un débitant le prix de vente de ses denrées, et cela au nom d'une loi du XVIII$^e$ siècle (19/22 juillet 1791); bien plus, on limite arbitrairement le bénéfice que le boulanger pourra faire. La commission, en abordant cette question, s'est placée au point de vue hygiénique et s'est demandé si l'abolition des taxes, amenant nécessairement sur le débit du pain l'influence de la libre concurrence, toujours efficace pour maintenir les prix dans de justes bornes, ne serait pas un moyen de combattre, à certains égards, la falsification des farines?

Une conséquence du système actuel.

On comprend, en effet, qu'un boulanger peut rencontrer des mécomptes dans ses achats; il y a grains et grains; tous ne répondent pas toujours, sous le rapport de la qualité, du poids et du rendement, à ce qu'ils devraient rendre d'après les ordonnances servant de base à la taxe. Les essais officiels de panification se font sur un hectolitre de grain de bonne et souvent de première qualité; les opérations se font dans les conditions les plus favorables, et ces conditions ne se rencontrent pas toujours réunies dans les opérations du boulanger. Dès lors, son intérêt est en jeu : qui dit intérêt dit égoïsme; peu lui importent les conséquences de sa conduite, il fraude ou il falsifie pour se rattraper; car comment se résoudre à perte? et c'est le consommateur qui est, dans l'un comme dans l'autre cas, la dupe.

Cette considération nous paraît digne d'être pesée. Elle s'appuie d'un fait à la connaissance d'un des membres de la commission, et qui se passe dans notre province : c'est qu'il résulte des rapports officiels d'une longue série d'années, que dans l'arrondissement de Malines, le pain est réputé meilleur et est constamment à meilleur marché dans les communes où il n'existe pas de taxes officielles, que là où il en existe, et ce résultat est attribué à la libre concurrence.

Conclusions.

La commission se demande, en résumé, s'il ne vaudrait pas mieux de laisser aux boulangers la faculté de vendre au poids, à tel prix qu'il leur conviendrait, en se bornant, par mesure d'ordre, à les obliger à afficher constamment à une des croisées de la boutique, le tarif des diverses qualités de pain par demi-kilogramme. Ce prix courant serait personnel, et tous les huit jours, chaque boulanger serait tenu d'en envoyer un exemplaire à l'autorité locale, afin que celle-ci puisse toujours prévenir, soit une coalition, soit une hausse exagérée.

En temps de cherté ou en cas d'une hausse non justifiée, résultant, par exemple, d'un accord entre boulangers, l'autorité locale trouvera toujours moyen d'opposer une digue salutaire à une coalition, par l'établissement de boulangeries communales, où l'on débiterait le pain à un taux raisonnable.

Une boulangerie communale n'exige qu'un faible capital de roulement, et les ouvriers pour la desservir ne feront jamais défaut, à la campagne surtout, où tous les garçons de ferme savent préparer, pétrir et cuire le pain.

La commission pense que l'on prendrait une mesure utile et profitable à la fois et aux boulangers et aux consommateurs, en abolissant le système de taxes, et en décrétant la libre concurrence pour cette industrie comme pour toutes les autres.

La législation actuelle permet l'abolition de la taxe.

La législation actuelle ne met aucun obstacle à l'adoption de cette mesure. La loi du 19/22 juillet 1791 *autorise* la taxe mais ne l'*impose* pas. Quant à l'arrêté du roi Guillaume, du 25 janvier 1826, qui *ordonne* la taxe du pain dans toutes les villes et communes, son examen par le conseil communal de Bruxelles a établi son illégalité, et M. le ministre de l'intérieur, consulté à cet égard, ayant émis l'opinion que l'arrêté précité était illégal, en tant qu'il rend *obligatoire* la taxe, rien ne met obstacle à ce que les administrations communales, en vertu des droits que leur confère l'art. 78 de la loi communale, abolissent la taxe et proclament la vente du pain libre à certaines conditions d'ordre public.

Les farines importées.

Mais un point sur lequel on ne saurait porter des investigations assez minutieuses, assez sévères, c'est la falsification, et l'on ne saurait sévir assez énergiquement contre ceux qui trafiquent un semblable métier, aujourd'hui rarement constaté et puni. Cette surveillance, en ce qui concerne la fabrication du pain en particulier, devrait s'exercer à l'importation des farines étrangères, qui nous parviennent fort souvent déjà falsifiées et subissent, en outre, avant leur emploi, de nouveaux mélanges inspirés par une avide spéculation.

Nécessité d'introduire dans l'enseignement à tous ses degrés et obligatoirement, l'étude du sujet et

Avant de clore ce chapitre, la commission croit devoir appuyer l'opinion émise dans ces derniers temps sur la nécessité d'introduire dans l'enseignement, à tous ses degrés et d'une manière obligatoire, le sujet et la matière de l'hygiène, c'est-à-dire la connaissance de l'homme et les moyens de préserver sa santé.

de la matière de l'hygiène.

C'est là une branche d'instruction fort utile à répandre, surtout dans les écoles primaires, où s'arrête le plus grand nombre. Pour ces institutions, on pourrait formuler un petit catéchisme hygiénique à la portée de toutes les intelligences. On devrait s'attacher surtout à le rendre le moins scientifique, le moins abstrait possible, et tâcher d'en rendre l'étude attrayante. C'est le moyen de bien le graver dans la mémoire.

On peut utiliser la bibliothèque populaire, pour atteindre le but.

Dans la *Bibliothèque populaire,* publiée sous le patronage du gouvernement, il serait bon de faire entrer un certain nombre de volumes traitant des questions hygiéniques, non d'une manière abstraite, mais sous la forme d'anecdotes, de contes et d'histoires amusantes et attachantes, dans lesquelles on ferait ressortir, d'une part, les résultats d'une vie sobre, réglée et laborieuse, et de l'autre, ceux d'une vie déréglée et des excès de tout genre. De semblables livres existent, mais, nulle part, on n'y rencontre des conseils et des indications au sujet de l'hygiène.

Des instructions spéciales répandues gratuitement seraient encore une bonne mesure.

Une bonne mesure encore, serait celle de répandre des instructions générales sur cette importante matière, tout en ne perdant pas de vue que l'on parle au vulgaire et que les termes techniques et la science abstraite ne sont pas à la portée de toutes les intelligences et partant de celles qui ont le plus besoin de conseils.

Pour les masses, le concours actif des comités de salubrité publique est indispensable et sera toujours le moyen le plus heureux en résultats.

On ne doit pas oublier non plus que la grande majorité de la génération actuelle, comme de celle qui est à son déclin, ne sait ni lire ni écrire, et que partant l'usage des lectures de famille est encore peu répandu parmi nos classes ouvrières. Pour obvier à cet inconvénient, ou du moins pour combattre cette ignorance, on doit veiller avec le soin le plus scrupuleux à ce que les écoles primaires, nous l'avons déjà dit, soient fréquentées par la génération qui s'élève. En outre, pour parer au mal actuel, les commissions de salubrité, établies en permanence et fortement constituées, auront à exercer largement leur patronage, en répandant, par des conseils réitérés, les principes d'une bonne hygiène, et en veillant à ce qu'ils soient observés et que l'on s'en écarte le moins possible. Une surveillance paternelle, des conseils persuasifs appuyés d'exemples, en un mot, une sollicitude sans relâche, quelques secours en guise de récompense, seront de meilleurs stimulants et obtiendront des résultats plus prompts et plus efficaces que toutes les mesures de rigueur que l'on pourrait prendre.

Dans cette matière surtout, il faut relever l'homme à ses propres yeux, le frapper, le convaincre au moral et non l'abaisser et l'asservir.

## CHAPITRE VII.

### HABITATIONS INSALUBRES.

Le comité d'enquête, chargé de la visite domiciliaire des habitations occupées par la classe ouvrière, afin de se rendre un compte exact de la situation des constructions, a cru devoir élargir parfois le cercle de sa mission; il n'a excepté de son enquête aucune catégorie de maisons. La demeure du riche comme celle du pauvre a été visitée là où nous l'avons cru nécessaire.

Les vices de construction.

Les vices de construction portent généralement sur quatre points, savoir :

1° L'absence ou l'insuffisance d'air et de jour;

2° Le mauvais écoulement des eaux ménagères et la construction vicieuse des puisards et puits perdus;

3° L'insuffisance ou le mauvais état des fosses d'aisance;

4° La malpropreté et le défaut d'entretien des puits d'eau potable.

Ces vices, on le voit, atteignent la santé de l'homme dans trois de ses conditions essentielles : l'air, la lumière et l'eau. A ce titre, ils ont droit à toute l'attention de l'autorité, et rien ne doit être négligé pour y porter remède.

Conséquences des constructions vicieuses.

S'il n'en résulte pas un état de maladie permanent ou fréquent; si, pour rendre notre pensée plus claire, leur influence sur la santé humaine n'est pas palpable et ne saute pas aux yeux du vulgaire, il est néanmoins incontestable qu'ils exercent une influence fâcheuse sur la santé et que, espèce de poison lent, ils sont une des causes de mortalité précoce et plus souvent d'infirmités incurables.

Manque d'air et de jour.

L'insuffisance d'air et de jour provoque l'humidité, source des affections rhumatismales, des irritations des voies respiratoires et digestives; elle favorise le développement des cachexies scrophuleuses, vermineuses et scorbutiques, ces lèpres des classes ouvrières, si fréquentes, et dont la propagation ne pourra être victorieusement combattue, le germe détruit, tant que les causes prédominantes de leur existence n'auront pas disparu.

L'altération du sang, les prédispositions aux affections strumeuses et scorbutiques, les fièvres miasmatiques, le typhus, ne sont que trop souvent la conséquence du manque d'air et de sa viciation, par suite d'une trop grande agglomération de personnes dans un espace trop restreint. Ces terribles maladies deviennent contagieuses, et leur transmission est favorisée par les mêmes causes. Quel meilleur moyen de les combattre, encore une fois, qu'en faisant cesser les causes qui les provoquent.

Exhalaisons délétères.

L'influence sur la santé des miasmes qu'exhalent les puits perdus en fermentation, les eaux stagnantes et croupissantes, n'est pas moins saisissante que celle des fosses d'aisance mal construites, mal fermées et dont les matières s'infiltrent dans l'eau potable.

Eau potable corrompue.

Enfin, la possession et l'usage d'une eau saine, limpide, claire et pure, est un de ces bienfaits que tous nous avons été à même d'apprécier, comme en être privé est une cause de dépréciation d'une propriété pour l'homme aisé.

Le pauvre n'a pas le pouvoir de se soustraire à ces conséquences.

Mais le pauvre qui n'a pas les moyens de choisir, que sa misère oblige souvent à s'estimer heureux de rencontrer un réduit réunissant à la fois toutes les causes d'insalubrité que nous venons d'énumérer, pour s'y mettre à l'abri, lui et sa famille, où il puisse reposer ses membres des fatigues d'un travail rude et épuisant ses forces, le pauvre ne peut se soustraire à l'influence délétère des causes de maladie naissant du mauvais état de sa demeure. Sa position ne lui permet pas de parler haut et ferme à son propriétaire. Il doit courber la tête sous son inhumanité, subir les conséquences de sa cupidité.

Son ignorance ne lui permet pas de les saisir.

La plupart du temps aussi, son ignorance ne lui permet pas de saisir l'origine du mal qu'il ressent, et que, de plus, sa manière de vivre vient encore aggraver.

De là, la nécessité des comités de salubrité et de patronage.

De là, la nécessité d'un protectorat qui puisse veiller pour lui; signaler les dangers qu'il doit éviter; dicter, au nom de l'humanité et du droit des gens, la loi aux propriétaires assez oublieux de leurs devoirs d'homme et de chrétien surtout, pour faire disparaître les sources de tant de maux, qui se résument en fin de compte en une vie misérable et souffrante pour ceux qu'ils atteignent, et en charges écrasantes pour les communes obligées de les nourrir et de les entretenir lorsque les maladies les ont réduits à l'état d'invalides, souvent à la fleur de l'âge, et que, bien portants, leurs bras pourraient encore suffire à leur existence et à celle de leur famille.

C'est en vue de porter un remède à cet état de choses que le gouvernement a provoqué la formation des comités de salubrité publique.

Nouveaux arguments à l'appui du système déjà développé, de la permanence des comités et de leur organisation régulière.

Mais une telle mission, qu'il nous soit permis de le répéter ici, ne saurait être temporaire; car alors le bien qui résulterait de son accomplissement momentané, ne serait, en réalité, que d'une courte durée. Autant le vice est prompt à prendre racine, autant il est difficile à détruire. Rien ne coûte plus de labeurs au cultivateur que de purger un champ des mauvaises herbes. Aucune mission n'est plus délicate, plus difficile, exige un travail plus patient et plus persévérant que celui qui consiste à élever un édifice social, assurant à chacun un bien-être relatif et à faire une vérité pratique de ces paroles si simples et si belles de l'évangile : « Aimez-vous, aidez-vous les uns les autres. —Ne faites pas à autrui ce que vous ne voudriez pas qu'il vous fût fait. »

Le temps seul peut amener ce résultat. Si, de la part de quelques riches, on doit obtenir plus de respect pour le bien-être de leurs semblables et moins d'égoïsme, c'est-à-dire une intelligence plus exacte de leurs devoirs et de leurs intérêts, d'autre part, dans les classes déshéritées et souffrantes, il reste considérablement à faire pour y répandre les vrais principes de la civilisation, détruire les préjugés et les conséquences de l'ignorance, inculquer l'esprit de conduite, d'ordre, d'économie, de travail et propager partout l'esprit de famille, cette garantie suprême de la stabilité de toute société.

Si donc, d'une part, pour atteindre complétement le but du gouvernement, la mission des comités a un côté matériel, de l'autre, le côté moral saute aux yeux, et ce double résultat ne saurait être atteint, ni en peu de temps, ni à l'aide de commissions, quelque dévoués, capables et bien intentionnés que soient d'ailleurs les membres qui les composent, qui ne seraient pas revêtues d'un caractère d'autorité suffisant, entourées d'assez de prestige, pour exercer une influence prépondérante sur toutes les classes de la société; car leurs relations doivent s'étendre à toutes; car elles ont beaucoup à obtenir des unes et des autres.

Cette digression, naturellement amenée par le sujet qui nous occupe, vient à l'appui du thème que nous avons effleuré dans le préambule de ce rapport, et qui tendait à prouver la nécessité de commissions permanentes et agréées ou sanctionnées par le gouvernement, en ce qui concerne leur composition.

Un fait à constater ici à l'appui de cette opinion, c'est qu'en 1832, à l'époque de l'invasion du choléra, des commissions de salubrité publique ont été partout instituées. Nous avons trouvé dans les archives de la commune, d'excellentes instructions, émanant de cette commission; de bonnes et utiles mesures prises sur son initiative. Ses travaux prouvent que les vices signalés à cette époque, sont identiquement les mêmes que ceux que nous constatons aujourd'hui. Un exemple.

Eh bien! le résultat obtenu en 1832, pour avoir été efficace à cette époque, est complétement perdu aujourd'hui. Les mesures et même les règlements décrétés alors, sont ou oubliés ou tombés en désuétude. Pourquoi? parce qu'une fois le danger passé, la commission s'est dissoute, et qu'il ne s'est plus trouvé personne pour empêcher la reproduction du mal. L'ivraie a repoussé, et, n'étant point arrachée, elle a poussé avec tant de vigueur qu'elle a étouffé le bon grain.

Que les leçons du passé ne soient pas perdues cette fois encore; et puisque le danger est venu nous mettre de nouveau en contact avec les classes inférieures, puisqu'il nous a fait sentir une fois de plus la nécessité de nous préoccuper davantage de leur bien-être, tâchons que désormais elles ressentent constamment les bienfaits d'une administration paternelle, incessamment préoccupée du désir de leur apporter plus de bien-être et de moralité.

Nous constations tout à l'heure les vices que le comité d'enquête avait surtout reconnus dans les constructions occupées par les classes ouvrières. On pourra s'en convaincre par la nomenclature qui termine ce chapitre, et dans laquelle sont indiquées les maisons annotées comme insalubres dans leur état actuel et qui doivent, aux yeux de la commission, donner lieu à des décisions de l'autorité communale, soit pour les interdire en tout ou en partie, soit pour y faire exécuter, par les propriétaires, les réparations ou les changements dont l'urgente nécessité est incontestable.

Mais ces améliorations ne s'obtiendront pas sans des démarches réitérées, sans l'application sévère du règlement dans quelques cas. La commission se prêtera volontiers aux démarches à faire pour en négocier l'exécution à l'amiable.

Nécessité d'enquêtes périodiques et d'une surveillance constante.

Pour prévenir le développement ultérieur et le retour du mal que nous signalons, l'enquête que nous venons de faire devra se renouveler périodiquement d'une manière complète, et une surveillance, en quelque sorte permanente, devra être exercée à l'égard des quartiers les plus mal disposés et les plus difficiles à entretenir en état constant de salubrité.

Un nouveau règlement sur les bâtisses est nécessaire. Dispositions à y introduire.

La commission, pénétrée de la nécessité de reviser et de compléter la législation locale, en ce qui concerne les bâtisses, s'occupera sans retard d'un projet de règlement complet sur cette matière, et d'y insérer des prescriptions soumettant à l'autorisation préalable de l'autorité, les constructions, n'importe où elles s'élèvent, qu'elles communiquent ou non à la voie publique. Ce règlement contiendra, en outre, des dispositions concernant l'écoulement des eaux; l'établissement des puisards, qu'il faudra interdire partout où possibilité il y a; la construction des fosses d'aisance; la construction et l'entretien des puits d'eau potable; enfin, des dispositions qui soumettent aussi bien les distributions intérieures que la façade extérieure à l'approbation de l'autorité, et qui assujettissent aux mêmes formalités les constructions nouvelles et les changements à faire à l'intérieur, dès que ceux-ci ont une importance suffisante pour influer sur les conditions hygiéniques d'une habitation.

Déjà beaucoup de matériaux ont été réunis, et nous espérons pouvoir soumettre avant peu de temps ce projet de règlement à l'examen et à la sanction de l'autorité communale. C'est le travail le plus urgent dont nous puissions nous occuper, car il doit compléter les mesures de police qui font défaut aujourd'hui, pour pouvoir agir aussi librement et aussi dégagé de toute arrière-pensée qu'il est nécessaire.

Avis émis sur les demandes en construction soumises à la commission.

Il faut pouvoir imposer légalement, ce que jusqu'ici nous avons dû obtenir du bon vouloir des propriétaires qui ont demandé à construire et dont les demandes ont été soumises à notre avis. Les principes que nous avons mis en pratique en ces circonstances, étant ceux que nous nous proposons de consacrer dans le règlement, nous croyons devoir nous y arrêter quelques instants.

Une demande nous ayant été soumise de la part d'une personne ayant des propriétés dont les dispositions exigeaient certaines modifications dans l'intérêt de l'hygiène, la commission a subordonné l'autorisation à l'exécution des améliorations qu'elle indiquait. Cette condition a été acceptée et remplie.

Une autre demande nous ayant été transmise pour des constructions à élever sur un terrain destiné à devenir l'emplacement d'une nouvelle agglomération, la commission a traité à l'amiable et sans l'intervention de l'autorité, afin qu'il n'en puisse résulter pour elle aucune charge pécuniaire pour cession de terrain, un alignement qui assure une communication large, commode et bien aérée. Alignement.

Quant à la distribution intérieure, nous avons cherché à obtenir une circulation d'air permanente et suffisante; une élévation convenable des appartements; du jour et de l'air aux greniers, à l'aide de tabatières, et dans les chambres à l'aide de croisées grandes et mobiles; l'établissement de ventilateurs dans les chambres à coucher où il n'existe pas de foyers ou de cheminées. Distribution intérieure.

Ces ventilateurs consistent, soit dans une ouverture dans le mur, couverte à l'extérieur d'un capuchon, soit dans le placement d'un tuyau en zinc dans un des carreaux des croisées. Nous avons pensé qu'il ne fallait pas subordonner l'existence d'un aérage indispensable à l'ouverture d'un carreau mobile; car dès lors on pourrait craindre l'oubli et la négligence du locataire. De la manière dont nous avons prescrit le mode de ventilation, elle existe de fait, fonctionne en permanence et n'est soumise à aucune attention de la part de ceux qui doivent en ressentir les effets salutaires. Ventilateurs.

Pour les entresols au-dessus des caves, nous avons prescrit une élévation ou hauteur *minimum*, de plancher à plancher, de 2 mètres 50 centimètres. Entresols.

En ce qui concerne les fosses d'aisance, nous avons exigé qu'elles soient maçonnées, établies à une distance suffisante des puits d'eau potable, et nous avons conseillé de les construire en ovale au fond, avec une rigole au centre, ayant la forme de la quille d'un navire, afin d'éviter les angles par où s'échappent les matières fécales, et, en outre, de rendre les vidanges plus faciles et plus complètes. Fosses d'aisance.

Puits d'eau potable.

Les puits d'eau potable ont dû être creusés à une profondeur suffisante pour atteindre une bonne source, c'est-à-dire à travers le terrain rocailleux et jusque dans le sable mouvant. Les parois doivent en être bien étanches, bien jointoyées, et la cuve doit être en maçonnerie à au moins un demi-mètre au-dessus du sol, afin d'empêcher la chute dans le puits, de la terre, des ordures et des végétaux qui s'accumulent tout autour.

Trottoirs.

Nous avons prescrit la construction de trottoirs, pavés ou en briques, sur le devant et sur le derrière des maisons, sur une largeur d'au moins un mètre, afin de faciliter l'écoulement des eaux ménagères et empêcher les infiltrations de l'extérieur.

Écoulement des eaux.

En ce qui concerne l'écoulement des eaux ménagères et leur absorption, nous avons demandé qu'elles soient conduites dans des égoûts convenablement établis, d'une pente régulière et suffisante, maçonnés, vers le cours d'eau ou le ruisseau le plus voisin, si possible, ou bien, si on ne peut l'éviter, vers un puits perdu, d'une profondeur convenable, bien couvert et hermétiquement fermé à la surface du sol et situé à la plus grande distance possible de l'habitation et du puits d'eau potable. Sur sept maisons dont la construction a été autorisée, après avis préalable de la commission, deux seulement auront un puits perdu, et il sera établi à plus de quinze mètres de distance de l'habitation.

Mise en location.

Il a été stipulé, enfin, que, lorsque les constructions seront achevées, elles ne pourront être mises en location, ni habitées, avant d'avoir été examinées par la commission, et que celle-ci les aura déclarées habitables.

Tel est le résumé sommaire des conditions posées à notre approbation. Sanctionnées par l'autorité communale, nous devons ajouter aussi, et nous le faisons avec bonheur, que nous avons trouvé les propriétaires très disposés à s'y soumettre et heureux même des conseils que nous leur donnions.

Objections recueillies dans l'enquête.

C'est ici le moment de faire connaître les objections faites aux membres du comité d'enquête, soit par des propriétaires, soit par des locataires, objections qui sont de nature à créer des entraves, des obstacles à la prompte et facile mise à exécution de quelques-unes des mesures réclamées dans l'intérêt de la salubrité publique. La commission croit devoir, pour ce motif, appeler sur leur examen la sérieuse attention de M. le ministre de l'intérieur, car le gouvernement peut seul les lever ou en atténuer les effets.

L'impôt sur les cheminées.

Dans un grand nombre de maisons où il existe des cheminées dans les chambres à coucher, nous les avons trouvées hermétiquement bouchées. Ayant réclamé leur ouverture, afin d'établir ainsi un aérage permanent, les locataires y ont souscrit, sous l'empire de la peur que leur inspirait l'épidémie régnant à cette époque dans toute sa force ; mais presque partout on nous a observé qu'il devait en résulter une augmentation de contribution, le fisc ne considérant pas le but de l'ouverture d'une cheminée; qu'elle doive ou non servir de foyer, du moment où l'orifice en est ouvert, le fisc l'atteint et le contribuable est taxé, pour un foyer de plus.

Lors de la révision de la loi sur les impôts, il pourrait être établi, de ce chef, une distinction et peut-être même les difficultés de constater l'usage seraient-elles un motif de plus pour renoncer à cette base d'impôt, que tant d'autres raisons, qu'il ne nous appartient pas d'approfondir et d'énumérer ici, condamnent déjà.

Les locataires insolvables.

Une seconde objection a été soulevée par un grand nombre de propriétaires. Elle concerne les locataires insolvables et le mode si coûteux de s'en débarrasser.

Ces propriétaires nous ont déclaré être prêts à apporter à leurs maisons tous les changements que nous réclamions, à condition que nous leur indiquions le moyen de se débarrasser de locataires qui ne paient pas, sans être astreints à des formalités tellement coûteuses, qu'elles absorbent plus de six mois de loyer de ces petites habitations, parfois même presqu'une année entière. Les locataires savent ce qu'il en coûte pour les faire déguerpir, et, forts de la répugnance des propriétaires à avoir recours aux mesures de rigueur, ils abusent de cette position avec cette mauvaise foi et ce cynisme que l'on ne rencontre encore que trop fréquemment dans les classes déshéritées, et ne paient pas, alors même qu'une rémunération suffisante de leur travail leur permet de le faire. Nous avons rencontré des maisons habitées depuis deux ans par le même locataire sans que jamais le propriétaire ait touché un centime de loyer.

Que faire dans une pareille position? Saisir les meubles après jugement? Mais ils ne suffiraient pas à couvrir les frais d'huissier. Demander un jugement pour obliger le locataire en défaut à déguerpir? Mais aux deux années de loyer, perte sèche, le propriétaire est obligé de joindre un nouveau sacrifice de 60 à 70 francs, souvent même plus. Et notez que le loyer de ces maisons est de fr. 1, 1 $^{1}/_{2}$ à 2 francs par semaine, soit fr. 52, 78 ou 104 par an.

Que font alors généralement les propriétaires? Ils laissent tomber les maisons en ruines, négligent de les entretenir, dans l'espoir que, lorsqu'elles seront inhabitables, leurs locataires de mauvaise foi prendront le parti de s'en aller de bon gré.

La commission reconnaît la nécessité d'entourer la possession libre et paisible du domicile de fortes garanties. Mais, d'un autre côté, il ne faut pas désarmer les propriétaires devant la mauvaise foi de leurs locataires, en les astreignant, pour obtenir justice, à des frais par trop considérables.

Comment peut-on franchement exiger des frais d'amélioration d'un propriétaire qui se trouve dans une telle position ?

Nous croyons que le gouvernement devrait modifier la loi de telle sorte, ou du moins les formalités et le tarif des frais, que les sacrifices à faire fussent proportionnés à l'importance de la valeur locative d'une propriété.

Aujourd'hui, il en coûte autant pour faire déguerpir un locataire payant 52 francs de loyer, que s'il en payait 5,200. Il y a là une utile modification à introduire, nous semble-t-il; elle aurait une grande portée morale, en même temps qu'elle serait un acte de justice et d'équité. Elle est davantage de la compétence des jurisconsultes, quant à la solution à y donner; mais la commission a cru devoir signaler le fait à l'appréciation éclairée de M. le ministre de l'intérieur, afin que, ce haut fonctionnaire partageant l'opinion de la commission, il puisse appeler sur ce point l'attention de M. le ministre de la justice.

Mesures prises pendant le choléra.

Avant de clore nos observations générales, il nous reste à présenter ici un résumé des mesures prises par l'administration pour combattre les effets et la propagation de l'épidémie qui a si cruellement sévi sur nos contrées. Ce sera, pour la commission, une occasion de remplir un devoir qu'elle est heureuse de remplir, celui de rendre un éclatant hommage à ceux qui ont fait preuve, en cette douloureuse circonstance, d'un dévouement, d'un courage civique, et d'une prévoyance dignes des plus grands éloges; qui ont justifié, en un mot, la confiance que leurs concitoyens ont placée en eux.

L'administration locale s'est, de prime abord, attachée à combattre la malpropreté, cause permanente d'insalubrité. Toutes les maisons habitées par les classes ouvrières et pauvres, ont été blanchies à la chaux, à plusieurs reprises, aux frais de la commune. Un grand nombre de maisons ont été désinfectées à l'aide de chlorure. Constamment, au moins deux fois la semaine, M. Verpote, commissaire de police, faisait, par ordre de M. le bourgmestre, des visites domiciliaires, pour s'assurer que les habitations étaient maintenues dans un état constant de propreté. M. Verpote a déployé, dans cette mission, le plus grand zèle et la plus rigoureuse ponctualité.

L'administration de bienfaisance, de son côté, et concurremment avec l'autorité communale et le médecin des pauvres, a veillé, avec un soin constant, à ce que les secours de toute nature fussent apportés aux malades et aux pauvres valides, et à ce que rien ne fût négligé, en un mot, pour arrêter les progrès du mal.

Aussi, le comité d'enquête a-t-il rencontré partout, et à bien peu d'exceptions près, même dans les plus misérables réduits, une propreté ne laissant rien ou bien peu à désirer.

A ces efforts, à tant de dévouement et de vigilance, la commune doit d'avoir été, relativement, peu atteinte par l'épidémie, et tandis que dans les localités voisines le choléra enlevait au-delà de 2 °/₀ de la population, les décès n'ont pas atteint 1 °/₀ à Berchem, et le nombre de cas ne s'est pas élevé, à beaucoup près, à 2 °/₀.

La commission s'acquitte d'un devoir, comme elle le doit à la vérité, en rendant un hommage éclatant de reconnaissance à M. Jacques Coveliers, bourgmestre, pour les services qu'il a rendus à la commune dans ces circonstances difficiles, et, au risque de blesser la modestie de deux de ses membres, elle ne saurait omettre de citer, comme ayant secondé le premier magistrat de la commune, avec un zèle et un dévouement qui n'ont pas un instant ralenti, MM. Dralants, administrateur du bureau de bienfaisance, et Daenen, médecin des pauvres.

Principes qui ont guidé la commission dans la fixation des travaux d'assainissement.

Avant de passer à l'énumération des maisons auxquelles l'enquête a fait reconnaître des dispositions insalubres, la commission croit devoir faire observer que, dans la constatation des causes d'insalubrité, comme dans l'indication des améliorations, elle n'a jamais perdu de vue que cette catégorie d'habitations ne réclame ni le luxe ni le confortable que permet l'aisance. Aussi s'est-elle attachée à rechercher les moyens les plus économiques pour remédier au mal existant, sans s'écarter, d'un autre côté, de ce que les droits de l'humanité et une équité stricte permettent d'exiger des propriétaires.

La commission ne s'est décidée que forcée par des considérations majeures à réclamer l'interdiction ; l'état descriptif des lieux, dont elle accompagne ses conclusions dans ces cas, l'établissent à toute évidence.

En général, les dépenses qu'elle croit pouvoir réclamer des propriétaires sont tellement minimes, que ceux-ci ne sauraient faire valoir des motifs fondés pour s'y soustraire, et qu'à peu d'exceptions près, les poursuites et les condamnations auxquelles ils s'exposeraient seraient plus coûteuses que l'exécution des travaux stipulés.

Résultats de l'enquête.

Nous faisons suivre ici, pour clore ce chapitre, le résumé de l'enquête à domicile, avec les propositions que les faits constatés ont provoquées et motivées. Nous les soumettons à l'appréciation de l'autorité communale, nous mettant à sa disposition pour les éclaircissements ultérieurs qu'elle croirait devoir réclamer avant de prendre une résolution.

Division du travail.

Notre travail est divisé en deux catégories : la première est consacrée aux habitations, la majeure partie peu dignes de ce nom dans leur état actuel, qui exigent, soit des changements importants, parfois radicaux même, ou dont certaines parties, si pas l'ensemble, doivent être interdites comme habitations.

Dans la seconde catégorie, nous avons compris toutes les maisons donnant lieu à des observations à peu près identiques, pouvant se résumer dans les mêmes changements, et qui ne diffèrent entre elles que par le plus ou moins d'urgence des travaux, par le plus ou moins de gravité du mal.

Explication des plans.

Nous avons déjà dit, dans une autre partie de ce rapport, qu'afin de faciliter la tâche du comité, M. Colpaert avait dressé, sur une échelle réduite, le plan général des agglomérations. Ce travail important, fait avec un soin scrupuleux, ne sera pas moins utile à l'intelligence de notre compte-rendu qu'il l'a été au comité d'enquête pour l'accomplissement de sa mission.

L'indication des numéros et les couleurs distinctes introduites par le lavis, permettent de se reconnaître à l'instant et de pouvoir immédiatement se rendre compte des moindres observations.

C'est le plan joint à ce rapport (*Annexe n° 4*), qui devra être consulté ici.

Les habitations n'ayant donné lieu à aucune observation, sont indiquées en rouge carmin;

Les maisons appartenant à la première catégorie des habitations insalubres, le sont en noir;

Celles de la deuxième catégorie, en rouge de Venise;

Les granges, écuries et autres bâtiments ne servant pas d'habitation, sont lavées en jaune;

Les étables à interdire ont un fond jaune avec hachures noires;

Les maisons nouvellement construites et sur la construction desquelles la commission a eu à émettre un avis, sont en carmin avec hachures;

Les fabriques et usines sont indiquées en bistre;

Les écoles portent des initiales indiquant leur nature, C (communale); A (Annonciades); P (privées); G (dites *gardiennes*).

Les ruisseaux, cours d'eau, etc., sont indiqués en bleu. Les travaux de cette nature, proposés par la commission, en rouge.

Quoique plusieurs de ces indications aient déjà été données aux chapitres précédents, nous avons cru devoir les reproduire ainsi dans leur ensemble, pour plus de clarté.

L'oubli des services rendus à la commission d'enquête par M. le commissaire de police Verpote, serait une ingratitude. Accompagnant le comité dans toutes ses visites domiciliaires, nous lui devons bon nombre de renseignements précieux.

*Habitations d'une insalubrité notoire, exigeant ou d'importants changements ou l'interdiction.*

Première catégorie de maisons insalubres.

Sect. 2, n° 552, propriétaires MM

Cette maison se trouve dans un fort mauvais état; elle est délabrée, mal distribuée et mal entretenue. Elle est louée en deux parties; celle sous-louée est une chambre qui ne reçoit ni jour ni air direct. L'écoulement des eaux, les fosses d'aisance laissent considérablement à désirer. A l'intérieur règne une grande humidité.

La commission conclut à ce que le propriétaire soit tenu à ne faire aucun changement, aucune réparation, sans autorisation, et à ce qu'il soit prévenu de l'urgence d'améliorer cette habitation, s'il ne veut la voir frapper d'interdiction. Tout est à changer, et ce n'est que sur les lieux mêmes que l'on peut arrêter le plan des changements.

Sect. 2, n° 544, propriétaire M.

Cette habitation contient une chambre à coucher privée de jour et d'air ; la commission demande qu'elle soit interdite pour cet usage ou changée dans toutes ses dispositions, de manière à ce que l'on puisse la rendre habitable.

Les dispositions de la cour réclament également un changement urgent : il y existe un puits perdu dont les matières sont en fermentation ; il est ouvert et situé assez près du puits d'eau potable pour que les matières liquides s'y infiltrent et corrompent l'eau potable ; les locataires nous ont déclaré qu'il leur répugnait de s'en servir ; elle est très-malpropre et couverte de vers provenant des fosses d'aisance.

Les fosses d'aisance sont insuffisantes, comme contenance, et mal établies.

Cet état de choses demande un changement radical.

Sect. 2, n° 346/491 propriétaire, M. Ces quatre maisons forment l'impasse appelé vulgairement *Feyen-Straetje*, impasse étroit et insalubre, où l'air ne circule pas suffisamment.

Les maisons sont littéralement encadrées par des puisards et des puits perdus ; il y en a sur le devant et sur le derrière. Il y en a à supprimer, et ceux qui doivent forcément subsister, doivent être éloignés et établis de manière à ce qu'ils ne puissent pas incommoder.

A l'entrée de l'impasse se trouvent, presque en permanence, deux dépôts de fumier ; déjà, sur la recommandation du comité, M. le commissaire de police en a ordonné l'enlèvement ; mais ils ne tardent pas à reparaître. Des mesures énergiques devront être prises pour que ces dépôts disparaissent une fois pour toutes, car ils ajoutent encore à l'insalubrité des lieux.

L'écoulement des eaux ménagères se fait irrégulièrement et d'une manière incomplète ; les eaux y sont stagnantes, et, à la moindre chaleur, exhalent des miasmes délétères ; un égoût régulier, ayant une pente suffisante, doit y être placé, et le talus du trottoir établi de telle façon que les eaux s'y dirigent naturellement.

Voilà pour l'extérieur. Quant à l'intérieur des habitations, elles se composent d'une chambre au rez-de-chaussée, où se fait le ménage, et d'un entresol servant de chambre à coucher, entresol dont voici les dimensions : 2m90 de long sur 2m50 de large et 1m90 de haut.

Dans l'une d'elles, neuf personnes couchaient sur cet espace, deux avaient été déjà enlevées par l'épidémie. En outre, il n'y a pour aérer cet entresol, qu'une croisée, nécessairement fermée la nuit. Qu'on juge de l'air vicié que doivent respirer ces neuf personnes pendant leur sommeil! Il est urgent d'y établir, soit une cheminée d'aérage, soit un ventilateur à air froid.

Ces quatre ménages puisent l'eau potable au même puits que les locataires des n$^{os}$ 350 à 354, appartenant au même propriétaire, ce qui fait neuf ménages pour un puits.

L'eau est trouble et fatiguée; la source n'est pas assez abondante pour alimenter un si grand nombre de ménages. Il est urgent de construire un second puits([1]).

*Habitations exigeant des changements analogues et de moindre importance. dans l'intérêt de leur assainissement.*

Deuxième catégorie de maisons insalubres.

Nous avons rangé les changements à indiquer aux propriétaires des maisons de la 2$^{e}$ catégorie, en six classes, savoir:

1$^{re}$ classe. Établissement de ventilateurs dans les entresols servant de chambre à coucher;
2$^{e}$ » Placement de tabatières au grenier;
3$^{e}$ » Améliorations à l'écoulement des eaux ménagères; construction de puits perdus plus convenables et à une distance plus grande des habitations;
4$^{e}$ » Améliorations aux fosses d'aisance;
5$^{e}$ » Nettoyage, jointoyage ou approfondissement des puits d'eau potable;
6$^{e}$ » Renouvellement des cuves du puits d'eau potable, en ayant soin de prescrire que la maçonnerie devra s'élever à au moins un demi mètre au-dessus du niveau du sol.

Les chiffres 1 à 6, placés en tête dans la colonne des observations, après l'indication du propriétaire, se rapportent à l'une des six classes ci-dessus. Exemple : lorsqu'une maison laissera à désirer sous le rapport de l'écoulement des eaux et de la construction des fosses d'aisance, on trouvera dans la colonne des observations les chiffres 3, 4 et ainsi de suite.

Parmi les maisons qu'il nous reste à signaler comme susceptibles d'améliorations dans l'intérêt de l'hygiène de leurs locataires,

([1]) La nomenclature des maisons insalubres de la première catégorie étant fort longue et n'ayant qu'un intérêt local, nous nous bornons à en donner un extrait.

il en est où ces améliorations sont plus ou moins urgentes. Le mot *urgent* placé entre parenthèses après les chiffres, les signalent, dans ce cas, d'une manière spéciale [1].

| SECTION. | NUMÉRO | PROPRIÉTAIRES. | OBSERVATIONS. |
|---|---|---|---|
| 2 | 316 | » | 2. — 4 — (Urgent.) Les latrines se trouvent dans un bas-fond, contre le soupirail d'une cave, dans laquelle il est impossible de rien conserver, par suite des exhalaisons fétides de la fosse d'aisance, concentrées dans un cul-de-sac. Il est indispensable de supprimer cette fosse et d'en construire une nouvelle au fond de la petite cour. |
| » | 318/21 | » | 3. — (Urgent.) Le propriétaire s'est engagé à exécuter les changements. Il y aura à s'assurer si cela a eu lieu. |
| » | 323 | » | 2 — (Urgent.) Cette maison est divisée en trois compartiments. Celui du milieu sert de chambre à coucher et ne reçoit jour et air que par une petite lucarne insuffisante. La trappe du grenier s'y trouve et s'il existait un courant d'air au grenier, à l'aide de deux tabatières, on pourrait y renouveler l'air d'une manière convenable, tandis qu'aujourd'hui, l'absence de circulation d'air au grenier en fait un véritable capuchon, où viennent s'engouffrer toutes les émanations viciées d'en bas, et qui, ne trouvant aucune issue, se rejettent dans le dortoir. |

## CHAPITRE VIII.

### CONSTRUCTION DES ÉTABLES.

A l'exception des étables mentionnées d'une manière spéciale dans le chapitre précédent, le comité d'enquête n'a rencontré nulle part des objections sérieuses à faire.

Nos grandes exploitations agricoles sont généralement construites avec intelligence et largesse, si nous pouvons nous ex-

[1] Ce tableau n'offrant qu'un intérêt purement local, on s'est borné à en donner un extrait.

primer ainsi, et si toutes les conditions hygiéniques n'y sont pas fidèlement observées, elles n'offrent cependant, sous le rapport de la salubrité, aucun vice notoire.

Nécessité de soumettre ces constructions à une autorisation préalable.

La construction des étables, surtout pour les petites exploitations de vacher et de métairies, devra, à l'avenir, être subordonnée à une autorisation préalable, non-seulement pour que la construction de ces bâtiments n'entraîne aucune cause d'insalubrité pour les personnes, mais aussi afin que la santé des animaux soit également à l'abri des ravages que peut entraîner une disposition vicieuse.

Conditions requises pour la salubrité des étables et des écuries.

La commission, afin de s'entourer, à cet égard, des renseignements propres à la guider dans les avis qu'elle sera appelée à émettre sur ces sortes d'établissements, s'est adressée à M. le vétérinaire Van Horebeke, qui a mis le plus grand empressement à lui fournir toutes les indications nécessaires.

D'après cet homme de l'art les conditions à requérir dans la construction des écuries et des étables, dans l'intérêt de l'hygiène des animaux, doivent avoir pour but de leur assurer une température modérée ; que les étables soient bien aérées et que les sujets soient toujours entourés d'une étendue suffisante d'atmosphère, nécessaire à leur libre respiration.

A ces fins, ces constructions, si faire se peut, seront orientées à l'est, pour être moins exposées aux vents et jouir d'une meilleure température.

Un sol sec et élevé est des plus convenables et on aura soin de les bien aérer, en ayant égard à ce que la lumière ne doit pas frapper trop vivement la vue des animaux. Les constructions qui obligent à laisser séjourner le fumier dans les écuries ou les étables, doivent être réputées vicieuses, car le séjour du fumier peut donner lieu à des inconvénients graves et fréquents.

Enfin il est urgent de veiller à ce que toute écurie ou étable soit pourvue d'un ventilateur, ou ouverture telle, qu'on puisse constamment épurer et renouveler l'atmosphère dont les animaux sont entourés.

Ces principes généraux, dont la rectitude s'explique, serviront de base aux avis que nous aurons à émettre, comme nous tâcherons de les faire appliquer partout où nous aurons occasion de guider de nos conseils les propriétaires de fermes ou de métairies, où l'on aurait reconnu l'action malfaisante des vices de construction.

## CHAPITRE IX.

### INSTITUTIONS NOUVELLES A CRÉER DANS L'INTÉRÊT DU PROLÉTAIRE.

Entrant dans des considérations assez étendues, le rapport suit pas à pas le prolétaire dans son existence et s'attache à faire ressortir ce que son état moral et physique offre de vicieux, de défectueux, à en démontrer les causes; il indique ce que la société, par sa vigilance, ses soins et sa sollicitude pour le bien-être des classes déshéritées, doit chercher à corriger sous ce double rapport.

La commission déduit de cet exposé, la nécessité :

1° De se préoccuper de l'enfant pauvre dès sa naissance, afin qu'il ne croupisse pas, comme aujourd'hui, dans les campagnes, jusqu'à l'âge de sept ans, dans l'ornière du vice et de la dépravation;

2° De veiller à combattre la tendance des parents à tenir leurs enfants éloignés des écoles;

3° De modifier le système actuellement suivi par les administrations de bienfaisance pour le placement des orphelins, pour l'exercice de leur tutelle, en vue de doter les malheureux d'une instruction et d'une éducation appropriées à leur position, afin d'en faire de bons ouvriers, d'utiles citoyens;

4° D'étendre l'instruction donnée dans les écoles dominicales; d'y joindre notamment à l'instruction morale, une instruction professionnelle, afin que les élèves puissent y puiser des connaissances industrielles et agricoles, utiles à la profession qu'ils exercent;

5° D'établir des bibliothèques publiques où l'ouvrier puisse, pendant les veilles et les jours de chômage et de repos, trouver un délassement utile et agréable. Des lectures et des dissertations publiques pourraient encore entretenir et développer la culture de leur intelligence;

6° De faire entrer plus complétement et plus obligatoirement la musique, cet élément civilisateur si puissant, dans le programme de l'enseignement, afin d'en propager le goût et de favoriser ainsi, parmi les classes ouvrières, la création de ces sociétés de chant, qui ont produit depuis quelques années, sous le rapport de la civilisation, de si heureux résultats dans plusieurs de nos provinces.

Après ces considérations générales, le mémoire continue ainsi :

L'institution la plus urgente, à nos yeux, ce sont les écoles gardiennes. La commission s'est déjà prononcée à cet égard dans un précédent chapitre, elle n'a donc plus à en démontrer la nécessité et elle se borne à insister de nouveau, pour que l'autorité locale veuille bien lui prêter son concours, pour fonder une société de patronage qui puisse s'occuper de leur organisation et arracher ainsi à la corruption et à l'abrutissement, ces malheureux petits êtres que plus de sollicitude mènerait au bien, et que l'oubli dans lequel ils croupissent aujourd'hui pousse fatalement au mal.

Tutelle des orphelins. Institution à créer en leur faveur.

Quant aux orphelins, voici ce que la commission propose :

Il serait établi un hospice où ces malheureux seraient accueillis; ils y recevraient l'instruction et seraient ensuite envoyés en apprentissage dans l'un ou l'autre atelier, chez l'un ou l'autre artisan, suivant leur vocation. Le salaire qu'ils gagneraient serait perçu, partie au profit de l'institution, partie au profit de l'orphelin; cette dernière part serait capitalisée jusqu'au jour de son émancipation.

En entrant dans la société, il y serait considéré comme tout homme instruit, comme tout ouvrier capable. Étant en possession d'un petit pécule, fruit des économies et des épargnes de son jeune âge, il ne tarderait pas à trouver à s'établir convenablement. Au lieu de vagabonds et de malfaiteurs que l'on élève aujourd'hui, on doterait la société de citoyens utiles, d'ouvriers laborieux et économes.

Ferme modèle, école d'agriculture.

A cet hospice nous joindrions une ferme modèle, servant en même temps d'école d'agriculture, qui serait exploitée, sous la direction d'un chef instruit et expérimenté, par ceux des orphelins qui se destineraient à l'agriculture, et dont les produits serviraient à l'alimentation de la communauté.

Ateliers de couture, de dentelles, pour les filles.

Quant aux filles, des ateliers de couture, de dentelles, d'ouvrages de main, seraient ouverts dans l'établissement même, et les profits qui en résulteraient, répartis de la même manière que pour les garçons. On pourrait admettre dans ces ateliers les filles des ménages pauvres, à charge du bureau de bienfaisance; en leur procurant ainsi un léger gain, on allégerait les charges de ces ménages, et on diminuerait les sacrifices qu'ils exigent aujourd'hui.

Asile pour les vieillards.

A cette institution seraient encore annexés : un local servant d'asile pour les vieillards et les infirmes des deux sexes, et, surtout, un hôpital pour les malades.

Hôpital.

L'urgente nécessité d'un hôpital a été trop bien démontrée par le passage récent de l'épidémie, pour que nous ayons à nous arrêter longuement à l'établir.

Aujourd'hui, il en coûte en moyenne environ 700 francs par an, à la commune, pour faire soigner les malades à l'hôpital d'Anvers. C'est là le coût en temps ordinaire et que l'administration de cet hôpital touche alors avec le plus grand plaisir. Cette année, il en coûtera le double, sans compter tous les désagréments que l'on a éprouvés, tout le mal que l'on a eu pour faire admettre les malades pendant toute la durée de l'épidémie.

Il importe que la commune s'affranchisse de cette redevance et qu'elle ait son hôpital en propre. Une considération de bien-être pour la classe ouvrière vient encore militer en faveur de cette construction.

La classe ouvrière est, en général, très-étroitement logée et, de plus, on ne rencontre point, au sein de ses familles, ni l'intelligence, ni les ressources suffisantes pour donner aux malades les soins et les douceurs que réclame leur état. Aujourd'hui on évite autant que possible le transport des malades à l'hôpital, la raison d'économie le commande, alors que l'humanité réclame souvent le contraire. Il s'ensuit que la plupart du temps une maladie traîne en longueur chez le pauvre et l'ouvrier, faute d'être bien soignée, faute d'un régime réparateur, faute de l'accomplissement fidèle des prescriptions du médecin, par suite aussi du séjour dans des appartements mal aérés et où ils ne respirent qu'une atmosphère viciée et contraire à leur position.

S'il y avait un hôpital dans la commune, le malade y serait plus tôt transporté, mieux soigné et plus tôt rendu à sa famille et à son travail dont dépend souvent l'existence de tout le ménage. L'on ne verrait pas alors, comme en 1848, année tout à fait ordinaire quant à la mortalité et aux maladies, indépendamment des sommes payées à l'hôpital d'Anvers, pour le traitement de ses malades, l'administration du bureau de bienfaisance de Berchem, faire délivrer encore à sa charge 1,172 recettes par le médecin des pauvres, au profit de 150 ménages, ravagés par des fièvres et des maladies ordinaires.

On ne verrait plus bon nombre d'ouvriers, épuiser leurs ressources, leurs épargnes, pour se faire soigner chez eux d'une manière incomplète, dans des lieux insalubres et qui contribuent à prolonger et aggraver leurs souffrances. Ces ouvriers encore se rendraient à l'hôpital et s'y feraient soigner séparément et sans qu'il leur en coûte, à beaucoup près, les sacrifices qu'il leur faut faire à domicile pour recouvrer la santé.

Ensemble de l'institution à fonder.

L'institution que nous proposons de fonder, réunirait donc :

1° Un hospice pour les orphelins des deux sexes ;

2° Un hospice pour les vieillards et les infirmes des deux sexes ;

3° Un hôpital pour les malades ;

4° Une ferme modèle avec école d'agriculture.

Orphelins et infirmes aujourd'hui à charge de la commune.

Le personnel que la commune aurait à y placer en ce moment, comme pensionnaires, non compris nécessairement les malades, serait de :

| | | | | | | | | | | |
|---|---|---|---|---|---|---|---|---|---|---|
| 4 | Orphelins | garçons de | 1 à 5 | ans ; | — | 2 | infirmes, | hommes de | 30 à 35 | ans. |
| 6 | » | » | 5 à 10 | » | — | 1 | » | » | 55 à 60 | » |
| 7 | » | » | 10 à 15 | » | — | 4 | » | » | 65 à 70 | » |
| 2 | » | filles de . | 1 à 5 | » | — | 2 | » | » | 75 à 80 | » |
| 6 | » | » | 5 à 10 | » | — | 2 | » | femmes de | 65 à 70 | » |
| 2 | » | » | 10 à 15 | » | — | 1 | » | » | 75 à 80 | » |
| 3 | » | » | 15 à 20 | » | — | 1 | » | » | 80 à 85 | » |
| — | | | | | | — | | | | |
| 30 | Orphelins et | . . . . . . . . . . . . . . . | | | | 13 | infirmes et vieillards. | | | |

Totaux. . .

Moyens d'exécution.

Le seul obstacle sérieux qu'on peut nous opposer, est la question financière ; on nous demandera : où sont vos moyens d'exécution ?

Dans notre pensée, il doit résulter un avantage pécunier dans l'avenir, pour la commune, d'une semblable institution ; car l'entretien des orphelins, des vieillards et des malades ne coûterait pas annuellement près de fr. 4,000 comme aujourd'hui, surtout alors que bon nombre de pensionnaires, la majeure partie même, pourvoiraient en partie, par leur travail, à leur nourriture.

Les proportions de ce rapport ne nous permettent pas d'entrer dans tous les détails de la combinaison financière, qui exige d'ailleurs une étude spéciale et l'appui des documents statistiques officiels sur lesquels elle doit reposer.

Nous nous bornerons donc à indiquer les principes qui en formeront la base.

La commission pense que dans ces sortes d'institutions, plus la population y est nombreuse, plus les frais d'entretien par tête se réduisent; plus aussi les revenus augmentent.

Et comme la grande majorité des communes se trouvent dans la même position que la nôtre en ce qui concerne leurs institutions de bienfaisance, qu'il en est peu dont le chiffre de la population aisée permettrait de songer à de semblables créations, quoiqu'ayant autant d'intérêt que nous à voir améliorer les conditions de bien-être de leurs classes laborieuses, la commission pense qu'il y aurait moyen de faire droit à l'intérêt commun, par la formation d'une fédération de plusieurs communes situées dans une zône restreinte, cantonale en quelque sorte, et dont Berchem serait le centre, le chef-lieu de la bienfaisance. Toutes ces communes enverraient leurs orphelins, leurs malades et leurs vieillards et infirmes à notre hospice, à des conditions qui feraient l'objet d'un contrat à débattre entre parties.

Outre les avantages que ces communes en retireraient sous le rapport de la civilisation, il en résulterait pour elles une économie notable, car il est certain que l'on ne tarderait pas à pouvoir fixer le prix de la journée d'entretien, au-dessous de ce qu'elle leur coûte aujourd'hui.

La commune de Berchem se chargerait seule de l'érection de l'hospice et des frais d'établissement. On aurait recours à une de ces combinaisons, grâces auxquelles on a pu exécuter depuis quelques années des travaux vraiment gigantesques, la construction des routes, par exemple. Certes, le but a une importance morale au moins aussi grande, aussi utile, que l'importance matérielle de ces constructions.

Le concours de l'État et même de la province serait légitimement réclamé, avec d'autant plus de raison que depuis dix-huit ans il n'est pas de commune qui ait moins réclamé ce concours, tout en ayant largement contribué à le permettre à l'égard des autres.

La charité privée, enfin, ne resterait pas non plus inactive, elle qui s'est toujours montrée si largement généreuse dans la dotation de sembables institutions.

Telle est l'ébauche d'un projet auquel la commission attache une grande importance, parce qu'elle y voit une source infinie de progrès et de bien-être pour les classes laborieuses et pauvres; elle le considère comme le premier pas nécessaire à faire dans la voie qui nous est tracée par le gouvernement, si l'on veut que les efforts tentés aujourd'hui dans l'intérêt des classes déshéritées et souffrantes aboutissent à un résultat utile et durable.

La commission se flatte que l'autorité communale et le gouvernement partageront sa conviction, et dans cette persuasion elle prie le collége : Conclusion

1° De vouloir bien l'autoriser à réclamer les documents statistiques nécessaires pour l'élaboration complète du projet;

2° De solliciter de M. le ministre de l'intérieur une promesse de concours, en priant ce haut fonctionnaire d'indiquer dans quelle proportion l'État pourra intervenir dans les frais de construction et de premier établissement;

3° De faire les mêmes démarches auprès de M. le gouverneur et de la députation permanente, pour savoir si l'on pourrait compter sur le concours de la province, et quelle pourrait être sa part d'intervention;

4° De réclamer l'intervention de M. le gouverneur, des membres de la députation permanente et de M. le commissaire d'arrondissement, pour obtenir l'adhésion à la fédération cantonale, des communes limitrophes et voisines.

Il ne faut pas perdre de vue, qu'on nous permette cette dernière remarque, qu'il ne s'agit pas ici d'un *monument*, parlant aux yeux, mais d'un établissement construit sans ostentation, sans autre prétention que son utilité et son efficacité, pour contribuer à l'amélioration du bien-être moral et physique des classes inférieures de la société.

Aussitôt que la commission sera fixée sur les divers points qu'elle vient de signaler, elle se mettra résolument à l'œuvre pour élaborer un projet complet, raisonné, accompagné des plans financiers et des plans de construction. Elle doit, pour pouvoir établir les bases de la combinaison financière, être fixée sur la part de concours que l'on peut espérer de l'État et de la province.

La commission se flatte qu'elle sera promptement mise à même de réaliser l'engagement qu'elle vient de prendre. Elle considère la création d'une pareille institution comme la plus belle et la plus utile œuvre à accomplir, la plus éclatante preuve de sollicitude à donner aux classes ouvrières. Elle ne reculera, quant à elle, devant aucune difficulté, devant aucune démarche, devant aucun travail, pour atteindre le but qu'elle s'est proposé, et résoudre tous les problèmes qu'on pourrait lui soumettre.

Cité ouvrière. La commission n'a pas omis, dans ses travaux, l'étude de la question des cités ouvrières. Elle considère une semblable construction comme peu utile en ce moment ; d'abord, la population actuelle trouve à se loger convenablement ; ensuite, on attirerait par là, dans la commune, un grand nombre d'ouvriers de la ville, ce qui n'est pas à rechercher, car ce serait rendre plus lourdes encore les charges déjà écrasantes du bureau de bienfaisance.

Enfin, une cité ouvrière, telle que nous la comprenons, avec toutes les institutions qu'elle comporte, n'aurait une utilité réelle que pour autant que l'on trouverait à y loger des ouvriers ayant une instruction suffisante pour apprécier les avantages d'une bonne hygiène, pour les décider à user des institutions qui tendent à la garantir ; des ouvriers, en outre, assez instruits, assez désireux de cultiver davantage leur intelligence et d'acquérir des connaissances nouvelles, pour fréquenter la bibliothèque et y trouver un délassement à leurs travaux.

C'est une génération nouvelle à créer, car ces bienfaits sont ignorés et incompris de la génération actuelle, de la grande majorité du moins.

Le programme que nous avons formulé et surtout l'institution de bienfaisance que nous proposons de créer, tendent évidemment à la former.

Si ces projets s'exécutent, une cité ouvrière deviendra, dans un avenir peu éloigné, une nécessité, comme complément de ces institutions. Il est indispensable, dans ce cas, de pouvoir placer les sujets formés et élevés d'après les principes que nous avons développés, les orphelins surtout, une fois qu'ils seront émancipés, dans des localités où l'on puisse continuer à exercer sur eux une surveillance et à les rencontrer facilement pour les guider de conseils pendant les premières années de leur entrée dans le monde.

Il faut aussi chercher à les maintenir dans une atmosphère de bien-être, au milieu d'un foyer où ils peuvent continuer à puiser l'instruction dont le germe a été développé en eux, et où ils aient constamment sous les yeux les bienfaits et le bien-être que procurent l'ordre, l'économie et l'esprit de conduite.

Dans ce but, la construction d'une cité ouvrière est d'une nécessité évidente. Ce n'est donc qu'une question de temps, d'opportunité qu'il faut résoudre, pour fixer l'époque où l'on pourra songer à en ériger une dans notre commune.

Tant que l'instruction manquera à l'ouvrier, les résultats de semblables institutions seront à peu près négatifs, en ce qui concerne les progrès de la civilisation, et c'est pour nous un des points essentiels.

Nous nous sommes occupés de l'enfance, de l'adulte, de l'âge mûr et de la vieillesse; nous avons parcouru, en un mot, toute la carrière de l'ouvrier, en indiquant les mesures à prendre pour améliorer, à ces différents âges, son bien-être moral et physique. Il nous reste à nous occuper de lui, un instant, au moment où il cesse de vivre.

Maison des morts.

L'étroitesse de la demeure de l'ouvrier, le manque d'espace et d'air que l'on y constate, rendent la présence d'un cadavre très-nuisible et souvent dangereuse pour la santé des survivants.

La maison de l'ouvrier se compose d'ordinaire de deux chambres : le ménage se fait dans l'une; il couche, avec sa famille, dans l'autre. Ces deux chambres sont contiguës et communiquent par une porte.

Qu'un membre de la famille tombe malade et meure, la putréfaction et les émanations cadavériques viendront ajouter encore à la viciation de l'air causée par la maladie, et compromettre souvent la santé des membres de la famille survivants. Ce danger augmente en raison du caractère et de l'espèce de la maladie.

Bien plus, faute d'une autre chambre, les survivants couchent pendant tout le temps qui précède l'inhumation, dans l'appartement même où le cadavre est exposé.

La commission, convaincue des dangers et des inconvénients graves d'un tel état de choses, propose l'établissement d'une maison des morts, où un règlement local, basé sur des considérations d'hygiène et de morale, obligerait les familles logées aussi étroitement, à transporter, dans un bref délai, à déterminer, le cadavre de leur parent décédé. Le cadavre y resterait déposé jusqu'au jour de l'inhumation.

Il existe un local très-convenable pour cet usage, à proximité du cimetière et de l'église, et qui a déjà servi de dépôt pour les cadavres pendant l'épidémie. Il ne s'agirait que de l'approprier plus convenablement à cette destination.

La commission voudrait qu'afin de vaincre la répugnance qu'une semblable mesure pourrait soulever dans le principe, et afin, surtout, de fortifier ce respect des morts qui est une des qualités distinctives de l'esprit de famille, en rehausser l'aspect extérieur et intérieur du local de quelques emblèmes religieux, rappelant sa destination.

On pourrait aussi s'entendre avec le clergé, afin que, après les offices, à une heure à indiquer, il fût dit journellement des prières sur les cercueils qui y seraient déposés, prières auxquelles on admettrait les parents et amis des défunts. Nous avons trop de confiance dans les sentiments de charité du clergé pour douter un seul instant qu'il ne s'empresse de seconder l'autorité locale dans cette œuvre.

De semblables institutions existent en Allemagne et l'on s'y applaudit aussi bien des bons résultats hygiéniques qu'on en obtient, que de l'heureux effet moral qu'elles produisent sur les populations pauvres.

Il y aurait à faire une dépense de 2 à 300 francs pour établir convenablement cet asile du repos ; nous croyons qu'une semblable institution, tout à fait conçue dans l'intérêt de l'assainissement des habitations, rentre dans la catégorie des travaux que le gouvernement est disposé à encourager, et, par ce motif, nous pensons devoir comprendre cette dépense au nombre de celles pour lesquelles nous engagerons l'administration locale à réclamer un subside de l'État.

Ici se termine cette dernière partie de notre travail. Il nous reste à présenter nos conclusions, développées successivement dans les divers chapitres du rapport, et dont le dixième et dernier chapitre offre un résumé succinct.

## CHAPITRE X.

### CONCLUSIONS.

Résumant les diverses conclusions présentées dans le cours de ce rapport, la commission croit devoir attirer l'attention de M. le ministre de l'intérieur sur les points suivants, savoir :

1° Sur la nécessité d'organiser les commissions de salubrité publique d'une manière permanente et officielle, en leur donnant la double mission de veiller au bien-être moral et physique des classes inférieures de la société ;

2° Sur la nécessité d'une législation nouvelle, claire, nette et précise sur l'hygiène publique, afin de détruire tout doute et rendre évidents et incontestables les droits d'intervention de l'autorité locale;

3° Sur la nécessité d'une loi sévère contre la falsification des denrées alimentaires;

4° Sur l'utilité de rendre obligatoire et d'introduire dans le programme de l'enseignement, à tous ses degrés, l'étude du sujet et de la matière de l'hygiène;

5° Sur l'utilité qu'il y aurait, en vue de l'assainissement des habitations, et surtout des chambres à coucher, d'abolir la base d'impôt dite des cheminées;

6° Sur la nécessité qu'il y a, par raison d'équité et de justice et afin d'obtenir davantage le concours des propriétaires, de modifier les formalités et de diminuer les frais que nécessite aujourd'hui l'obtention d'un jugement de déguerpissement d'un locataire insolvable; modifications qui devraient avoir pour but de fixer les frais en proportion de la valeur locative des immeubles;

La commission prend, en outre, la respectueuse liberté de prier M. le ministre de l'intérieur de vouloir bien réclamer de son collègue des travaux publics, une enquête sur la nécessité :

1° De rétablir, à l'aide d'un aqueduc sous le chemin de fer, les cours d'eau au-dessus de la barrière n° 69, tels qu'ils étaient avant la construction du railway;

2° De construire une demeure convenable pour le garde de la barrière n° 69.

En ce qui concerne la question du subside que la commission croit la commune de Berchem en droit de réclamer de l'État, pour travaux d'assainissement, elle se résume comme suit :

| | | |
|---|---|---|
| 1° Les rectifications de routes qu'il serait urgent de faire dans l'intérêt de la salubrité publique, en détruisant les cloaques et en facilitant l'écoulement régulier des eaux, peuvent nécessiter une dépense immédiate d'environ . . . . . . . . | fr. | 300 |
| 2° Les travaux à exécuter au Schuttershof sont évalués à . . . . . . . . . . . . . . . | | 300 |
| 3° Les travaux à exécuter au Hoogenweg sont évalués à . . . . . . . . . . . . . . . | | 150 |
| 4° Les travaux à exécuter au Carolusstraetje sont évalués à . . . . . . . . . . . . . . . | | 200 |
| 5° Les travaux d'appropriation de la maison des morts sont évalués à. . . . . . . . . . | | 500 |
| Total. . . . | fr. | 1,450 |

La commission, eu égard aux ressources disponibles au budget de la commune, pour travaux d'utilité publique et d'assainissement, eu égard surtout aux charges qui obèrent ses finances, par suite du grand nombre d'orphelins que l'épidémie a fait tomber à sa charge; considérant qu'elle vient de voter une somme considérable pour l'agrandissement de son église, construction réclamée par suite de l'augmentation de la population et l'insalubrité de l'église actuelle, conclut à ce que M. le ministre de l'intérieur, prenant ces considérations en sérieuse attention, veuille bien proposer, en faveur de la commune de Berchem, un subside de 500 francs, pour l'exécution des travaux ci-dessus indiqués.

La commission est convaincue que, si ce subside lui était assuré, le collége pourrait, à l'aide des allocations portées à son budget, exécuter ces travaux, d'une urgence évidente, dans le cours de l'année 1850.

En ce qui concerne le déplacement du ruisseau écoulant les eaux de la grand'route d'Anvers à Bruxelles, et qui ne reçoit les eaux d'aucune habitation particulière (*V.* pp. 20 et 21 et plan annexe n° 4), la commission évalue la dépense de ce déplacement à 2.500 francs.

Elle considère ce travail d'assainissement comme devant tomber à charge de l'État, dont la propriété crée seule la servitude et la cause d'insalubrité; toutefois, considérant l'intérêt qu'auraient et la commune et les particuliers à cette amélioration, la commission pense que si, soit M. le ministre de l'intérieur, sur les fonds destinés aux travaux d'assainissement, soit M. le ministre des travaux publics, sur les fonds pour l'amélioration et l'entretien des grand'routes, allouait un subside de 1,500 francs, la commune pourrait, avec le concours des propriétaires, exécuter les travaux à ses frais.

La commission appelle l'attention du collége des bourgmestre et échevins, sur les points suivants :

1° Sur la nécessité de veiller au numérotage des maisons et de faire observer les règlements sur cette matière;

2° Sur l'utilité qu'il y aurait de procéder à un travail pour la dénomination des rues, chemins et sentiers; de placer des plaques ou poteaux indicatifs des noms; d'adopter, enfin, un règlement sur cette matière pour les chemins et sentiers nouveaux qui se créeront dans l'avenir, et sur les obligations des propriétaires à cet égard;

3° Sur l'utilité d'accélérer le pavage des trottoirs de la chaussée;

4° Sur la nécessité d'améliorer la voie publique autour du cimetière;

5° Sur la sage précaution qu'il y aurait à s'occuper en temps opportun, et dès aujourd'hui, de la situation du cimetière;

6° Sur la mesure signalée par la commission (p. 42), ayant pour but d'amener davantage les enfants pauvres à l'école communale;

7° Sur l'utilité et l'opportunité qu'il y aurait à changer le règlement sur la vente du pain, en prenant pour base la vente en libre concurrence;

8° Sur la nécessité d'un règlement contre les falsifications des denrées alimentaires;

9° Sur l'urgence de l'organisation des écoles gardiennes.

En ce qui concerne plus spécialement les résolutions à prendre au sujet des propositions motivées par les résultats de l'enquête domiciliaire, la commission conclut à ce que le collége veuille bien fixer, à bref délai, une ou plusieurs séances, auxquelles elle convoquerait les membres de la commission, afin de délibérer en commun sur les travaux à imposer aux propriétaires et afin que la commission puisse compléter de vive voix ses renseignements sur l'état des lieux. Le collége pourra ensuite prendre des résolutions en parfaite connaissance de cause, et l'on pourra en outre arrêter d'un commun accord, le mode de mise à exécution des mesures qui seront arrêtées.

La commission émet de nouveau ici le vœu de lui voir soumettre les plans d'agrandissement de l'église et de voir activer les travaux d'assainissement à l'école communale.

Elle se réserve de soumettre ultérieurement à l'examen du collége :

1° Un projet d'expériences à faire pour l'amélioration des puits d'eau potable dont le seul vice réside dans leur coloration jaunâtre et par suite repoussante à l'usage;

2° Un projet de règlement sur les bâtises, comprenant entre autres des dispositions : *a*. Sur les demandes en autorisation obligatoires, n'importe la situation de l'habitation, qu'elle aboutisse ou non à la voie publique; *b*. Sur l'obligation de faire approuver les dispositions intérieures des maisons; *c*. Sur l'interdiction de ne faire aucun changement dans la distribution intérieure sans autorisation préalable; *d*. Sur la construction et l'entretien des puits d'eau potable; *e*. Sur l'écoulement des eaux, les puits perdus et puisards; *f*. Sur les fosses d'aisance; *g*. Sur les étables et écuries, etc., etc.

3° Un projet de règlement interdisant l'ouverture d'une école privée, sans avoir fait d'abord agréer le local par l'autorité communale.

La commission appelle l'attention toute spéciale du collége sur les projets énumérés au chapitre IX et elle espère que, donnant suite avec toute l'activité, le zèle et le dévouement qui le distinguent, à nos conclusions au sujet de l'hospice des orphelins et des vieillards, de l'hôpital et de la ferme modèle, nous pourrons incessamment reprendre l'étude spéciale de ce philanthropique projet et élaborer les bases de sa mise à exécution.

Telles sont les diverses matières auxquelles la commission croit devoir accorder la priorité sur un grand nombre d'autres questions qui attendent également une solution et qui doivent la recevoir si l'on veut remplir complétement les intentions du gouvernement, développées dans les diverses circulaires de M. le ministre de l'intérieur; si l'on veut aussi travailler efficacement à améliorer le bien-être moral et physique des classes nécessiteuses et préparer à la génération future, moins de soucis, moins de charges surtout, en répandant, avec l'instruction, la civilisation, l'esprit d'ordre, de travail, d'économie et de conduite parmi des populations souffrant aujourd'hui, bien plus de l'abandon, de l'oubli où on les laisse, de leur ignorance et de leur abrutissement, en un mot des vices de notre organisation sociale, que par une conséquence de leur organisation intellectuelle et naturelle.

Ici se termine la première partie de la tâche que la commission a reçue: celle de constater la position morale et physique des classes laborieuses et nécessiteuses et d'indiquer ses idées sur les moyens à adopter pour améliorer leur sort.

Ses premiers travaux seraient stériles, si elle ne mettait à profit le fruit de son expérience et de ses études pour seconder l'autorité communale dans la réalisation des mesures qu'elle approuvera.

La commission a fait connaître son programme; elle est prête à l'exécuter avec tout le dévoûment et tout le zèle dont elle est capable.

Elle ne croit mieux pouvoir clore son travail qu'en insistant fortement sur la nécessité de faire cesser l'isolement dans lequel on a trop longtemps laissé croupir et végéter les classes inférieures. « Il faut, — comme l'a si noblement exprimé M. le ministre de l'intérieur dans une discussion récente devant la législature, — apporter aux classes souffrantes et déshéritées les bienfaits de l'administration publique ; il faut se mettre en rapport avec elles plus particulièrement qu'avec les autres classes de la société, pour tâcher de leur apporter plus de bien-être, de moralité et d'allégement à leurs maux. »

C'est ainsi que l'on désarmera, que l'on réduira à l'impuissance les ennemis de la société; que l'on consolidera et raffermira les liens qui doivent, dans l'intérêt de tous, unir entre elles les diverses classes de l'échelle sociale; que l'on marchera avec succès et d'un pas ferme et assuré dans la voie du progrès et de la civilisation.

Sur cette route, l'autorité communale peut compter de nous trouver à côté d'elle, prêts à lutter contre les obstacles et à les vaincre par notre persévérance, notre prudence et la force de nos convictions, et assurés de la victoire par la sainteté et la beauté de notre œuvre.

Lu et approuvé en assemblée générale de la commission de salubrité publique de Berchem, le 24 décembre 1849.

*Le président,*
Florent **BAUDUIN**.

*Le vice-président,*
J.-L. Daenen,
Docteur.

**Les membres :**

J. Mellaerts-Thys,

A. Dralants,

D. Colpaert.

*Le secrétaire-rapporteur,*
Henry Simon.

# ANNEXE N° 1.

## RÈGLEMENT D'ORDRE INTÉRIEUR.

Art. 1er. La commission se réunit aux jours et heure qu'elle a fixés ou sur convocation du président, transmise par le secrétaire, au moins quarante-huit heures d'avance.

Le billet de convocation indique l'ordre du jour.

Art. 2. Le président a la police des séances. Il donne connaissance à la commission de la correspondance, dirige les délibérations, met les questions aux voix, prononce les décisions et fixe, après avoir consulté l'assemblée, l'ordre du jour et le jour de la séance suivante.

Art. 3. En cas d'absence ou d'empêchement du président, il est remplacé par un vice-président élu par la commission.

Le président et le vice-président sont élus pour la durée d'un an.

Art. 4. Le secrétaire rédige le procès-verbal des séances ; il y indique les communications faites à la commission, les objets mis en discussion, les conclusions des rapporteurs et les décisions de l'assemblée.

La conservation des archives lui est confiée. Il tient un double indicateur pour la correspondance à l'entrée et à la sortie.

En cas d'absence du secrétaire, il est remplacé par un membre désigné par la commission.

Art. 5. Les procès-verbaux et la correspondance sont signés par le président et par le secrétaire.

Après l'approbation de chaque procès-verbal il en est adressé une expédition au bourgmestre.

Art. 6. L'assemblée ne peut délibérer si la moitié au moins de ses membres n'est réunie. Les noms des membres présents sont mentionnés au procès-verbal.

Art. 7. Nul ne peut prendre la parole, sans l'avoir obtenue du président.

Toute proposition soumise à un vote, doit être rédigée par écrit et signée par son auteur.

Art. 8. Les résolutions sont prises à la majorité des voix des membres présents.

En cas de parité de suffrages, la voix du président est prépondérante.

Art. 9. Lorsqu'elle le juge convenable, la commission confie l'examen préalable des questions qui lui sont soumises, à un ou plusieurs commissaires choisis dans son sein.

Provisoirement, le membre, le premier désigné, fait les fonctions de rapporteur et s'entend avec ses collègues.

Les commissions présenteront en nom collectif, à une des séances suivantes, le rapport et les conclusions qu'ils ont préparés.

Art. 10. L'auteur d'une proposition est de droit adjoint aux commissaires chargés de l'examiner.

Art. 11. Tout membre peut faire consigner son vote au procès-verbal.

Art. 12. L'ordre du jour ou la question préalable, peut toujours être invoqué contre toute proposition accidentelle.

Art. 13. La commission correspond avec le bourgmestre. Elle peut se mettre en relations officieuses avec les personnes dont les lumières peuvent lui être utiles, et les admettre à ses séances, sans qu'elles aient voix délibératives.

Ainsi fait et arrêté en séance du 18 août 1849.

Pour copie conforme :

*Le secrétaire,*

Henry Simon.

---

## ANNEXE N° 2.

### RÈGLEMENT POUR L'ASSAINISSEMENT DES HABITATIONS.

Le conseil communal de Berchem,

Vu l'art. 50 du décret du 14 décembre 1789, l'art. 3, n° 5, du titre XI du décret du 16|24 août 1790 et les articles 75 et 78 de la loi du 30 mars 1836,

Sur la proposition de la commission de salubrité publique,

Arrête :

Art. 1er. Le collége des bourgmestre et échevins est autorisé à interdire l'habitation des maisons et logements dont la malpropreté, le défaut d'aérage ou d'écoulement des eaux compromettent d'une manière permanente la salubrité publique.

Art. 2. Toute résolution en interdiction d'habitation sera précédée d'un rapport de la commission de salubrité publique. Copie ou extrait de ce rapport sera communiqué aux parties intéressées, avec indication des mesures arrêtées par le collége et du délai dans lequel elles devront être exécutées.

Art. 3. Si à l'expiration du délai accordé les mesures indiquées ne sont pas exécutées, il en sera dressé procès-verbal, et le contrevenant sera puni de 5 à 15 francs d'amende ou d'un emprisonnement de un à cinq jours; l'une et l'autre de ces peines pourront même être prononcées cumulativement, selon la gravité des circonstances.

En cas de récidive, pendant l'espace de douze mois, la double punition sera toujours applicable.

Art. 4. Il y a récidive toutes les fois que le propriétaire aura laissé écouler un délai de quinze jours à partir de la signification du jugement sans se conformer à l'arrêté de l'administration communale ; en ce cas il sera dressé un procès-verbal nouveau, lequel sera poursuivi dans la forme ordinaire.

Art. 5. De plus, l'interdiction d'habiter lesdites maisons et logements comme dangereux pour la salubrité publique, sera prononcée; en cas de danger imminent, il y sera prononcé de suite et d'office par le collége des bourgmestre et échevins.

Art. 6. En cas de résistance de la part des locataires à l'arrêté d'interdiction, ils seront poursuivis et passibles des mêmes pénalités que les propriétaires.

Art. 7. Expéditions du présent arrêté seront adressées à la députation permanente du conseil provincial, ainsi qu'aux greffes des tribunaux de première instance et de simple police à Anvers, le tout conformément aux dispositions de l'art. 78 de la loi du 30 mars 1836.

Ainsi fait et arrêté en séance du conseil communal le 21 septembre 1849.

(Suivent les signatures.)

Certifié conforme :

*Le secrétaire de la commission de salubrité publique*,
HENRY SIMON.

www.ingramcontent.com/pod-product-compliance
Lightning Source LLC
LaVergne TN
LVHW050426160826
845677LV00002BA/554

* 9 7 8 2 3 2 9 6 9 1 1 9 0 *